簡明傷寒論新編

原書名：傷寒約編

徐大椿 著

華佗醫心系列9

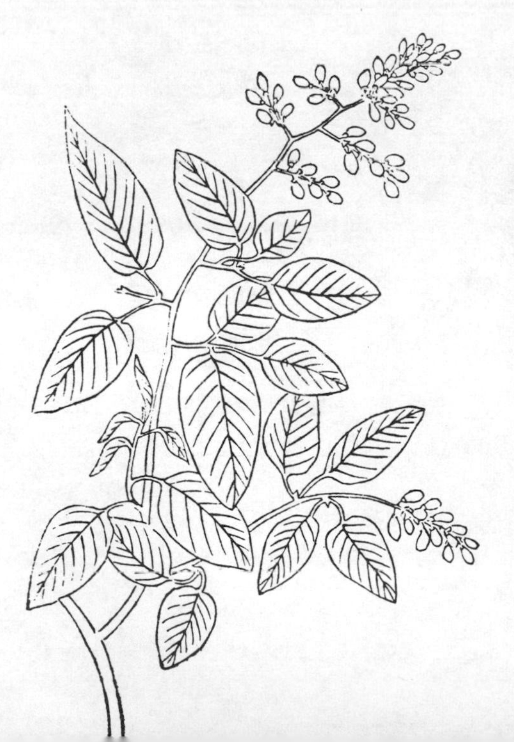

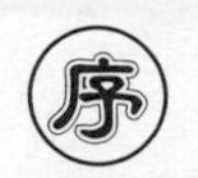

本書爲清代名醫徐大椿所撰《傷寒論》注釋專著。

徐大椿，字靈胎，清代著名醫學家，其醫學理論精深，臨床經驗豐富，見解獨到，堪稱我國醫學宗師。生平著述頗多，大抵可分爲醫學著作、注論他人醫書著作及非醫學著作，其醫學著作內容廣博，釋義精闢，極富實用性與參考價值，深獲廣大讀者好評，但因流傳廣泛，版本繁多，因此亦混雜不少托名之作，爲研習徐氏醫學理論者之一大困擾。

本書原名《傷寒約編》，初見於於光緒19年《徐靈胎醫書全集》中，全書共分爲七卷，依徐氏獨特見解將《傷寒論》按六經分爲六卷，加之總論爲首卷，重新編排，除首卷外，每卷先列本經提綱，後以法類證，並於每證詳載治方，內容簡明扼要，故言《約編》，然雖言《約編》，卻足以闡明六經義理，詳辨脈證，可謂學習《傷寒論》之最佳參考書籍。今本公司將其重新排版，方便讀者閱讀，以享同好，歡迎各位先進批評指教。

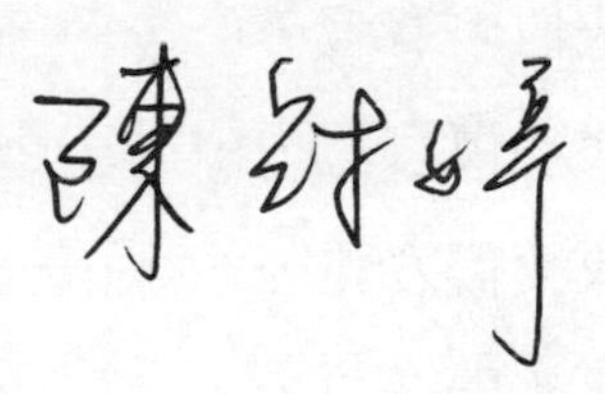

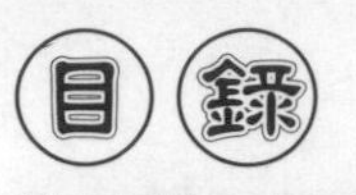

簡明傷寒論新編卷之一

簡明傷寒論新編卷之二

簡明傷寒論新編卷之三

簡明傷寒論新編卷之四

簡明傷寒論新編卷之五

簡明傷寒論新編卷之六

簡明傷寒論新編卷之七

簡明傷寒論新編卷之一

總論

病有發熱惡寒者，發於陽也；無熱惡寒者，發於陰也。

陽經有惡寒，陰經有發熱，陰陽指寒熱言，非專指經絡營衛。蓋陽受陰邪，熱鬱未發，故令惡寒。陰受陽邪，熱浮於外，故令發熱。發熱則耗於裏，當養陰以達熱。惡寒則陽伏於中，宜升陽以散寒。若發熱惡寒只作陽經解，無熱惡寒只作陰經解，則義理太淺，殊覺無味。

發於陽者，七日愈；發於陰者，六日愈。以陽數七、陰數六故也。

七日合火之成數，六日合水之成數，至此則陰陽自和而愈。《內經》曰：其死多以六七日之間，其愈皆以十日以上者，使死期合陰陽之數。而愈期不合者，皆治之者之不如法耳。

傷寒一日，太陽受之，脈若靜者，爲不傳。頗欲吐，若躁煩，脈數急者，爲傳也。

寒傷於表，太陽受之，脈靜則胸中無熱，故可不傳而愈。若初受傷寒，頗有吐意，邪已侵及胃腑，躁煩則熱熾胸中。脈數急，則熱盛於經絡也。傳指熱傳於表，非謂寒傳於表。

傷寒二三日，陽明少陽證不見者，爲不傳也。

二三日乃陽明少陽發病之期，不見，爲陽明少陽之熱不傳於表也。

傷寒三日，三陽爲盡，三陰當受邪，其人反能食而不嘔，此爲三陰不受邪也。

傷寒至三日，不見三陽表證，爲三陽盡不受邪。若陰經氣虛，當三陰受邪氣，其人反能食而不嘔，知胃陽有餘，則三陰盡不受邪也。蓋胃雖爲六經出路，而又爲三陰之外蔽，故胃陽盛，則寒邪自解；胃陽虛，則寒邪深入陰經而爲患；胃陽亡，則水漿不入而死。要知三陰之受邪，關係不在太陽，而全在陽明。

傷寒六七日，無大熱，其人躁煩者，此爲陽去入陰也。

無大熱則微熱尚存，內無煩躁可云表解，而不了了也。傷寒一日，即見煩躁，是陽氣外發之機，六七日乃陰陽自和之際，反見煩躁是陽邪內陷之兆。陰者指裏而言，非專指三陰也。或入太陽之本而熱入膀胱，或入陽明之本而胃中乾燥，或入少陽之本而脇下痞硬，或入太陰而暴煩下利，或入少陰而口燥舌乾，或入厥陰而心中疼熱，皆入陰之謂。

太陽病頭痛，至七日以上自愈者，以行其經盡故也。若欲作再經者，鍼足陽明，使經不傳則愈。

太陽爲諸陽主氣，頭爲諸陽之會，故太陽病而頭痛也。傷寒六日，經爲一經，七日乃太陽行盡之期，故頭痛自愈。若太陽過經不解，欲併病陽明，鍼足陽明經，截其來路，使不病陽明，則太陽之餘邪亦散。以太陽陽明經絡相接，故有傳經之義。

風家表解而不了了者，十二日愈。

不了了者，餘邪未除也。七日表解後，復過一候而五臟元氣始充，故十二日精神慧爽而愈。此雖舉風家傷寒，概之矣。如七日太陽病衰，頭痛少愈。曰衰曰少，皆表解而不了了之謂。六經部位有高下，發病有遲早之不同。如陽明兩日發，八日衰；厥陰六日發，十二日衰。則六經皆七日解，而十二日愈。誤治又不在此例。

凡脈浮大滑動數，此名陽也；沉弱濇弦遲，此名陰也。

脈有十種，陰陽兩分，即具五法。浮沉是脈體，大弱是脈勢，滑濇是脈氣，動弦是脈形，遲數是脈息，總是病脈而非平脈也。有對看法，有正看法，有反看法，有平看法，有互看法，有徹底看法。如有浮即有沉，有大即有弱，有滑即有濇，有數即有遲。合之於病，則浮爲在表，沉爲在裏，大爲有餘，弱爲不足，滑爲氣盛，濇爲血少，動爲搏陽，弦爲搏陰，數爲在府，遲爲在臟，此對看法也。如浮大滑動數脈，氣之有餘者名陽，當知其中有陽勝陰病之機。沉濇弱弦遲脈，氣之不足者名陰，當知其中有陰勝陽病之機。此正看法也。夫陰陽之存天地間也，有餘而往，不足隨之；不足而往，有餘從之。知從知隨，氣可與期。故其始也，爲浮，爲大，爲滑，爲動，爲數。其繼也，反沉，反弱，反濇，反弦，反遲者，是陽消陰長之機，其病爲進。其始也，爲沉，爲弱，爲弦，爲遲。其繼也，微浮，微大，微滑，微動，微數者，乃陽進陰退之機，其病爲欲愈。此反看法也。浮爲陽，如更兼大動滑數之陽脈，是爲純陽，必陽盛陰虛之病矣。沉爲陰，如更兼弱濇弦遲之陰脈，是爲重陰，必陰盛虛之病矣。此爲平看法。如浮而弱，浮而濇，浮而弦，浮而遲者，此陽中有陰，其人陽虛而陰氣早伏於陽脈中也，將有亡陽之變，當以扶陽爲急務矣。如沉而大，沉而滑，沉而動，沉而數者，此陰中有陽，其人陰虛而陽邪下陷於陰脈中也，將有陰竭之虞，當以存陰爲深計矣。此爲互看法。如浮大滑動數之脈，體雖不變，然始爲有力之強陽，終爲無力之微陽，知陽將絕矣。沉弱濇弦遲之脈，雖喜變而爲陽，如忽然暴見浮大滑動數之脈，乃陰極以陽，知反照之不長，餘燼之易滅也。此爲徹底看法。更有眞陰眞陽之看法。所謂陽者，胃脘之陽也，脈有胃氣，是知不死。所謂陰者，眞臟之脈也，脈見眞臟者死。然邪氣之來也，緊而疾；穀氣之來也，徐而和，此又不得以遲數定陰陽矣。

寸口脈浮爲在表，沉爲在里，數爲在腑，遲爲在臟。

寸口指兩手六部而言，不專指右寸也。氣口成寸，爲脈之大會，死生吉凶繫焉。則內外臟腑之診，全賴浮沉遲數爲大綱。浮沉是審起伏，遲數是察至數。浮沉之間，遲數寓焉。凡脈之不浮不沉而在中，不遲不數而互至者，謂之平脈，是有胃氣，可以神求，不可以象求也。若一見浮沉遲數之象，斯爲病脈已。脈狀種種，總該括於浮沉遲數間。然四者之中，又以獨浮獨沉，獨遲獨數爲準則。而獨見何部，即以何部深求其表裏臟腑之所在，則病無遁情矣。

凡陰病見陽脈者生，陽病見陰脈者死。

陽脈指胃氣言，所謂二十五陽者是也，五臟之陽和發見，故生。陰脈指眞臟言，胃脘之陽不至於手太陰，乃五臟之眞陰發見，故死。要知沉弱濇弦遲是病脈，不是死脈，其見於陽病最多。若眞臟脈至，如肝脈中外急，心脈堅而搏，肺脈大而浮，堅脈之如彈石，脾脈之如雀啄，反見有餘之象，豈可以陽脈名之。若以胃脈爲遲，眞陰爲數，能不誤人耶。

寸脈上不至關，爲陽純。尺脈下不至關，爲陰純。此皆不治，決死也。若計餘命生死之期，期以月節剋之也。

寸脈居上而治陽，尺脈生下而治陰。寸不至關，則陽不生陰，爲孤陽，陽亦將絕矣。尺不至關，則陰不生陽，爲獨陰，陰亦將絕矣。此皆不治言。皆因前此失治，以至此。看餘命生死句，則知治之而有餘命矣。脈以應月，每月有節，失時不治。則寸不至關者，遇月建之屬陰，必剋陽而死。尺不至關者，遇月建之陽支，則剋陰而死。若治之宜，則陰得陽而解，陽得陰而解矣。

寸口關上尺中大小浮沉遲數同等，雖有寒熱不解者，此脈陰陽爲和平，雖劇當愈。

陰陽和平，不是陰陽自和，不過是純陰純陽無駁雜之謂。究竟是病脈，是未愈時寒熱不解之脈，雖劇當愈，非言不治自愈。正使人知此爲陰陽偏勝之病脈。陽劇者當治陽，陰劇者當治陰，必調其陰陽，使之和平，失此不治，反加劇矣。

脈浮而緊，按之反芤，此爲本虛，故當戰而汗出也。其人本虛，是以發戰，以脈浮，故當汗出而解。若脈浮而數，按之不芤，此人本不虛。若欲自解，但汗出耳，不發戰也。

戰即振慄之謂。治病必求其本者，本者其人平日稟氣之虛實。緊以脈象言，數以至數言。緊數似同而有別，蓋有虛實之分。又必按之芤不芤，而虛實之眞假畢見。

脈浮數而微，病人身涼和者，此爲欲解也，解以夜半。脈浮而解者，濈然汗出也。脈數而解者，必能食也。脈微而解者，必不汗出也。

病脈浮數，今而轉微，身初發熱，今而身涼，即傷寒少陽脈小爲欲愈之義，夜半時陽得陰則餘邪盡解。脈浮爲在表，汗由氣化，邪從汗解也。脈數爲陽盛，食入於陰，長氣以和陽也。脈微爲元氣本微，邪氣亦解，不必再求其汗出。正令人不當妄汗虛邪耳。

右論傷寒診病大略。

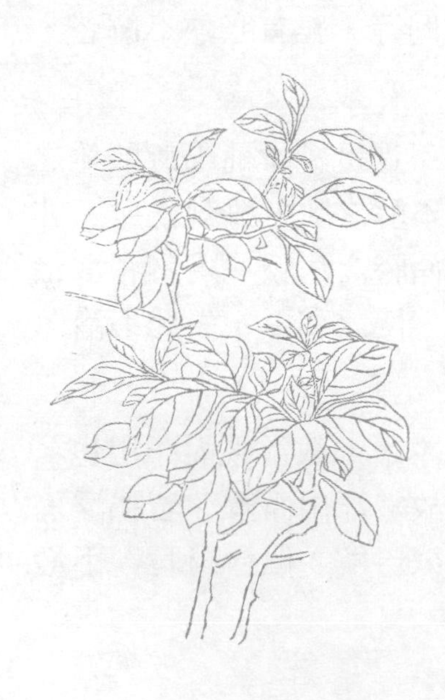

簡明傷寒論新編卷之二

太陽證提綱

太陽之為病，脈浮頭項強痛而惡寒。

太陽主表，其脈浮而有力，與陽明兼長大，少陽兼弦細，三陰之微浮者不同。頭項主一身之表，太陽經脈縈於頭，會於項，故太陽病則頭連項而強痛，與陽明頭額痛、少陽頭角痛者迥別。惡寒為寒在表，六經雖各惡寒，而太陽應寒水之經，故惡寒特甚，與陽明二日自止、少陽往來寒熱、三陰內惡寒者懸殊矣。脈浮頭項強痛惡寒八字，為太陽一經受病之綱領，無論風寒溫熱疫癘雜病，皆當倣此，以分經定證也。

傷寒

太陽病，或已發熱，或未發熱，必惡寒，體痛嘔逆，脈陰陽俱緊者，名曰傷寒。

已發熱是寒傷於表，即發熱以拒之。未發熱是寒邪凝斂，熱不遽發。即發熱之遲早，可知其人陽氣之盛衰，寒邪之重輕。雖有已發熱未發熱之不同，而惡寒體痛嘔逆之證，陰陽俱緊之脈先見，便可斷其為傷寒，而非他病也。傷寒必惡寒，寒邪外束一身之陽，氣不舒則體痛。寒邪內侵，胃中之陽氣不化，則嘔逆。寒令脈緊，陰陽指浮沉，不專指尺寸。此太陽經傷寒之脈證。

麻黃湯證

太陽病，頭痛發熱，身疼腰痛，骨節疼痛，惡風無汗而喘者，麻黃湯主之。

太陽主一身之表，其經直抵腰中，故傷寒則身疼腰痛。主筋所生病，筋皆會於手足肢節，故受寒則骨節疼痛。其經會於頭，爲諸陽主氣，寒邪外束，陽氣不伸，而皮毛閉遏，故頭痛發熱，惡風無汗而喘也。太陽爲開，立麻黃湯以開之，則汗出而邪自解，發熱疼痛自除矣。前條惡寒嘔逆，此條惡風無汗，前陰陽俱緊，此並不言脈，是互文見意處。二條俱麻黃湯證。要知麻黃湯，治中風重劑，寒傷於表者，可通用之，非專治傷寒之主劑也。蓋風寒本同一氣，風中無寒，即是和風，何足病人。必風開腠理，則寒得入於經絡，乃病傷寒耳。故不必於風寒而鑿分，但審脈之虛實，施治庶無差誤矣。

麻黃湯 治發熱惡寒，頭痛項強，身疼腰痛，骨節疼痛，無汗而喘，脈緊有力者。

麻黃（一錢，去節）、桂枝（一錢）、杏仁（二錢，去皮）、甘草（五分），水煎去渣溫服。嘔者加半夏、生薑，一服汗者，停後服。汗多亡陽，遂虛，惡風，煩躁不得眠也。汗多者，溫粉撲之。

寒邪傷表，陽氣不伸，故寒熱身疼，無汗，嘔逆而喘，非此開表逐邪之峻劑不足以當之也。麻黃入肺，能去骨節之風寒從毛竅出，爲衛分發散寒風之品；桂枝入心，能化心液通經絡而出汗，爲營分解散寒邪之品；杏仁爲心果，溫能散寒，苦能降氣，爲肺家逐邪定喘之品；甘草甘平，外拒表邪，內和血氣，爲中宮安內攘外之品。此湯入胃，行氣於元府，輸精皮毛，毛脈合精而溱溱汗出，表邪盡去不留則痛止喘平，寒熱頓解，不必藉汗於穀也。不用薑棗者，以生薑之橫散，礙麻黃之上升。大棗之甘滯，礙杏仁之速降。若脈浮弱汗自出，或尺中微遲者，是建中所主，非麻黃所宜。麻黃湯爲發汗重劑，專治表實裏氣不虛者，投之恰當，一戰成功，可一不可再。嘔逆加半夏、生薑，即非麻黃湯法矣。兼治冷風哮證。

加減建中湯證

脈浮緊者，法當身疼痛，宜以汗解之。假令尺中遲者，不可發汗，以營氣不足，血少故也。

脈緊身疼，是據脈驗證法。邪從汗解，則陽氣得伸，而身自不疼矣。假令尺中脈遲，以尺屬陰資血，血少則營氣不足，雖發其汗，不特無汗，而身疼不除，則營氣反虛，而亡血亡津液之變頓起。陽盛者，不妨發汗，變證惟衄，衄乃邪解。陰虛者，不可發汗，亡陽之變恐難挽回。建中法加減，始爲合劑耳。

加減建中湯 治發熱惡寒，無汗身疼，脈浮弱者。

製首烏（五錢，酒炒）、川桂枝（六分）、白芍藥（錢半，酒炒）、淡豆豉（錢半）、當歸身（三錢）、炙甘草（錢半）、白雲神（錢半，去木）、新會皮（錢半）、鮮生薑（三片）、肥大棗（五枚），水煎去渣溫服。

此養營解邪之劑。血少則營氣不足，絡脈空虛，寒邪得以留戀經中。故用首烏滋血，歸芍養營，淡豉解表，薑桂祛寒，茯神安神啓胃，炙草、大棗緩中益虛，緩方和劑，合之陳皮共勷養正祛邪之力。

變化黑膏湯證

傷寒脈浮緊者，麻黃湯主之。不發汗因致衄。

脈緊無汗，用麻黃湯發汗，則邪從汗解，而陽氣得洩，陰血不傷，奪汗則無血也。若不發汗，而陽氣內擾，陽絡受傷，則血外溢而衄血，奪血則無汗也。再用辛溫汗劑，何異抱薪救焚。合變化黑膏湯主之。

變化黑膏湯 治發熱無汗，口燥鼻衄，或汗後發熱不解，脈浮數不振者。

原生地（五錢）、荊芥穗（錢半）、建連翹（三錢）、白茯神（錢半，去木）、川貝母（二錢，去心）、生查肉（三錢）、淨蟬衣（錢半）、紫丹參（錢半）、生甘草（五分）、西湖柳（三錢，沙糖拌炒），水煎去渣溫服。

此疏熱存陰之劑。不發汗，則陽邪內陷，陽絡受傷而衄血，故以荊芥、連翹疏熱外洩，生地、川貝解熱存陰，茯神、丹參以安神和血，查蟬柳草以調中攘外也。

衄家不可發汗，汗出必額上陷脈緊急，目直視不能眴，不得眠。

太陽脈起目內眥上額。已脫血而復汗之，則津液枯竭，故脈緊急而目直視也。亦心腎俱絕矣。目不轉，故不能眴。目不合，故不得眠。勉用黑膏冀挽萬一。

養陰黑膏湯 治心腎液竭，邪迫垂危，脈濇急疾欲脫者。

懷生地（六錢）、淡豆豉（錢半，鹽水炒）、生洋參（三錢）、肥麥冬（三錢，去心）、眞阿膠（三錢，生化）、生白芍（錢半）、白玉竹（三錢）、川貝母（一錢，去心）、淮山藥（二錢，炒）、忍冬藤（三錢）、乾荷葉（三錢），水煎去渣溫服。

已脫血而復汗之，則津血大傷，經脈失養，遂成危迫之候。生地滋先天之水，麥冬潤後天之津，阿膠益血，芍藥斂陰，山藥、洋參塡中土以生金生水，玉、貝、忍冬涵心氣以通脈通經，淡豉、荷葉提陷升陽，如起涸轍之魚，以冀寒谷逢春。洵爲生津潤燥，起死回生之劑。

瘀熱發黃證

病發於陽而反下之，熱入因作結胸。若不結胸，但頭汗出，餘處無汗，至頸而還，小便不利，身必發黃也。

寒氣侵人，人即發熱以拒之，是爲發陽。助陽散寒，一汗而寒熱盡解矣。若不發汗而反下之，熱反內陷，寒邪與水氣隨熱而入於胸，必結熱氣陷，炎上不能外越，故頭有汗，而身無汗也。小便利，即濕熱在內亦解。不利，則濕熱內蒸於臟腑，而黃色外見於皮膚。

麻黃連翹赤小豆證

傷寒瘀熱在裏，身必發黃，麻黃連翹赤小豆湯主之。

熱反在裏，不得外越，謂之瘀熱。非發汗以逐之，則濕氣終不散。然仍用溫散，是抱薪救火也。故於麻黃湯去桂枝之辛溫，加連翹、梓皮、赤小豆之苦寒，降洩可解表，清火而利水，一劑而三善備矣。且以見太陽瘀熱之治與陽明迥別也。

麻黃連翹赤小豆湯 治表邪內陷不解，瘀熱發黃，脈濇浮數者。

麻黃（八分）、連翹（錢半）、小豆（三錢）、梓皮（錢半）、杏仁

（二錢，去皮）、甘草（五分）、薑皮（八分）、大棗（三枚），潦水煎，去渣溫服。

皮膚之濕熱不散，仍當發汗。而在裏之瘀熱不清，非桂枝所宜。故於麻黃湯去桂枝，而加赤小豆之酸，以收心氣，甘以瀉心火，專走血方而通經絡，行津液而利膀胱。梓白皮寒，能清肺熱，苦以瀉肺氣，專走氣方而清皮膚，理胸中而解煩熱。連翹、杏仁瀉火降氣，麻黃、薑皮開表逐邪，甘草、大棗和胃緩中，潦水煎之，降火除濕也。其表有不解，黃有不退者乎？

大青龍湯證

太陽中風脈浮緊，發熱惡寒身疼痛，不汗出而煩躁者，大青龍湯主之。

寒風之厲，熱鬱於中，故煩躁而復兼惡寒。蓋風有陰陽，汗出脈緩，是中於鼓動之陽風。不汗出而脈緊，乃中於凜冽之陰風也。風令脈浮，浮緊而沉不緊，與傷寒脈陰陽俱緊有別。發熱惡寒同桂枝證，身疼痛不汗出同麻黃證，惟煩躁是本證所獨。風盛於表，非發汗不解，熱鬱於裏，非大寒不除。故於麻黃湯倍麻黃，以大發其汗，加石膏以并除其煩躁。中風本惡風，此惡寒甚，故不見其更惡風耳。

大青龍湯　治寒風在表，火鬱於中，發熱身疼，無汗煩躁，舌白中焙，脈浮緊數有力。若脈浮弱，汗出惡風者，不可服。服之則筋惕肉瞤，此爲逆也。

麻黃（錢半）、桂枝（錢半）、杏仁（二錢，去皮）、甘草（錢半）、石膏（五錢）、生薑（三片）、大棗（五枚），水煎去渣溫服。

煩躁是熱傷其氣，無津不能作汗，故發熱惡寒、身疼不解。特加石膏之洩熱生津，以除煩躁。然其性沉而大寒，恐內熱頓除，表寒不解，變為寒中而協熱下利故也，必倍麻黃以發表，又倍甘草以和中，更用薑棗調和營衛。一汗而表裏雙解，風熱兩除，何患諸證不平乎。此大青龍清內攘外之功，所以佐麻桂二方之不及也。青龍以發汗命名，少陰亦有發熱惡寒、無汗煩躁之證，但脈不浮、頭不痛為異。

傷寒脈浮緩，發熱惡寒，無汗煩躁，身不疼但重，乍有輕時，無少陰證者，大青龍湯發之。

陽氣太重，微寒外束，亦令無汗煩躁，發熱惡寒也。傷寒脈浮緊，身必疼；浮緩身不疼。前條中陰冽之風，此條受輕微之寒。蓋陽運則身輕，陽鬱則身重，乍有輕時，乃鬱陽得伸也。無少陰證者，則少陰虛陽不歸，亦有發熱惡寒、無汗煩躁之證，法當溫補以回陽。若反用麻黃之散，石膏之寒，則眞陽立亡矣。此條陽氣重，傷寒微，故以大青龍湯小其製而雙解之。

〔大青龍湯見前〕

小青龍湯證

傷寒表不解，心下有水氣，乾嘔發熱而欬，或渴，或利，或噎，或小便不利、少腹滿，或喘者，小青龍湯主之。

發熱是表不解，乾嘔而欬是心下之水氣不散。水性流動，其變多端。水氣下而不上，則或渴或利；上而不下，則或噎或喘；留而不行，則小便不利，少腹因滿也。小青龍兩解表裏之邪，復立加減法以治或然之證。此爲太陽樞機之劑。

小青龍湯 治發熱，心下有水氣，乾嘔而欬，脈緊弦細者。

桂枝（一錢）、芍藥（錢半，酒炒）、甘草（五分）、半夏（錢半，製）、麻黃（一錢）、細辛（三分）、乾薑（五分）、五味（五分），水煎去渣溫服。渴者去半夏，加栝蔞實。微利去麻黃，加芫花，熬令赤色。噎者去麻黃加茯苓。喘者去麻黃，加杏仁去皮尖。

風寒夾水氣浸漬胸中，內侵肺胃則發熱乾嘔而欬，是小青龍主證。故於桂枝湯去大棗之甘泥，加麻黃以開元府，半夏除嘔，細辛逐水氣，五味、乾薑以除欬也。既用麻辛發表，不須生薑之橫散。渴是心液不足，故去半夏之燥，易栝蔞之潤利。與噎，小便不利，與喘，則病機偏於向裏，故去麻黃之發表，加附子以除噎，芫花、茯苓以利水，杏仁以定喘耳。大小青龍俱是兩解表裏之劑，當知大青龍治裏熱，小青龍治裏寒。且小青龍治水之動而不居，亦與五苓散治水之留而不行者不同，兼治膚脹最捷。又主水寒射肺，冷哮證。

夾氣傷寒證

發熱惡寒，胸滿脇痛，手按不堅不硬，左關脈實大，傷寒藥中加郁金，弦實加青皮，弦滯加香附，弦濇加青木香，弦浮加烏藥。右三部脈實大加檳榔，右關獨實加枳實，弦實加厚朴，弦滯加枳殼，弦濇加白豆蔻，緊濇加草豆蔻，滯濇加廣木香，弦濇微濇加新會皮，氣陷加升柴，氣虛加參蓍，氣熱加芩連，氣寒加薑附。

夾血傷寒證

脇間拒按，脇下或臍下必有一處堅硬實滿痛有定跡，非若氣病之流走也。左關脈實大加歸尾、桃仁，弦實加全歸、赤芍，弦滯加全歸、延胡，弦濇加全歸、茺蔚子，弦浮加當歸、紅花，弦濇加當歸、丹參。若脈大血堅，非蒲黃、五靈脂不能奏效。

夾痰傷寒證

胸滿惡心，或心嘈眩暈，嘔出痰涎，或痰鳴氣喘，欬吐肢麻。右關脈滑數有力加栝蔞實，弦細有力加法半夏。右寸浮滑加蘇子，滑數加川貝，弦滑加白芥子，滑大加杏仁泥。右關滑實，非萊菔子不能破結開痰。

夾食傷寒證

胸滿惡心，心下堅實拒按，噯腐吞酸，惡食疼痛。右關滑實加建粬、山楂，弦實加生山楂、炒麥芽，實大加萊菔子，弦滯加白朮炭、枳實灰，弦細加粬汁煮炒白朮灰。

夾水傷寒證

胸中飽悶，漉漉有聲，惡心泛泛，嘔出清涎綠水。右關脈弦加半夏、白通草。左關脈細加細辛、茯苓。右三緊細沉實，非豬苓、澤瀉、黑丑、白丑不能破結逐水。

夾蟲傷寒證

臍腹絞痛，吐瀉出蚘，心嘈思食，嘔出清涎，甚則面生白點，是爲蟲花，亦必腹中起杠爲確據。脈實加檳榔、鶴蝨、蕪荑、雷丸，脈虛史君子作湯，煎本病藥。

内傷夾傷寒證

倦怠懶言，無氣以動，右脈偏細偏軟，或闊大無力，加參蓍朮草於表散藥中。間有氣傷，不能化血，而血積於中者，切勿破之，但須調營托裏，血絡化而邪自解。

陽虛夾傷寒證

足冷陽縮，舌白戴陽，脈細緊濇，宜紅膏湯加調營解邪藥。凡係傷寒，無不發熱惡寒。至於夾證，或托或化，必期中病爲節，切勿過行剋伐，有傷清陽之氣，反致外邪內陷，救藥莫及矣。

溫中紅膏湯 治陽虛傷寒，足冷陽縮，身熱，面戴陽，脈細緊濇者。

製附子（八分，鹽水炮黑）、淡豆豉（錢半，鹽水炒）、炮薑炭（八分）、川桂枝（八分）、當歸身（三錢）、白雲神（二錢，去木）、炙甘草（錢半），水煎去渣溫服。

陽虛傷寒，不能逐邪外出，非此扶陽解邪之劑不能破其範圍也。薑附補火以禦寒，桂枝溫營以解表，茯神安神，當歸養血，炙甘草緩中氣以和表裏也。表裏調和，營衛振發，則陽自回而寒自散。何患諸證之不瘳哉。

葛根湯證

太陽與陽明合病，必自下利，葛根湯主之。

兩經合病，下利而曰必，必陽併於表，表實而裏虛也。用葛根湯解肌以和中，則裏和而表自解矣。

葛根湯 治表邪不解，下利脈浮者。

桂枝（錢半）、芍藥（錢半，酒炒）、葛根（錢半）、甘草（錢半炙）、麻黃（八分）、大棗（三枚）、生薑（三片），水煎去渣溫服。

此開表逐邪之輕劑。治風寒在表而自下利者。是爲表實裏虛，用桂枝湯解肌和裏，加麻葛以攻其表實也。葛根味甘氣涼，能起陰氣而生津液，麻黃、生薑開元府腠理之閉塞，祛風邪而出汗。更佐桂芍甘棗以和裏。用之治表實而外邪自解，不必治裏虛而下利自瘳矣。

葛根加半夏湯證

太陽與陽明合病，不下利但嘔者，葛根加半夏湯主之。

太陽陽明合病，太陽少陽合病，陽明少陽合病，必自下利，則下利似乎合病當然之證。今不下利而嘔，又似乎與少陽合病矣。於葛根湯中加半夏，兼解少陽半裏之邪，便不得爲三陽合病。葛根加半夏湯，即葛根加半夏。〔葛根湯見前〕

五苓散證

中風發熱，六七日不解而煩，有表裏證，渴欲飲水，水入則吐者，名曰水逆，五苓散主之。多服煖水汗出愈。

表熱不解，內復煩渴，是因發汗過多，反不受水者。其人平素土虛不能制水，則心下有水氣，不能外輸元府，上輸口舌，下輸膀胱而水逆也。藉四苓以培土滲水，桂枝入心化液，更伏煖水之功，多服則水津四布而煩渴解、汗自出。一汗而表裏之煩熱頓除矣。

五苓散 治胃虛水逆，表裏不解，脈浮者。

茯苓（三兩）、白朮（兩半，炒）、豬苓（兩半）、桂枝（八錢）、澤瀉（兩半），製爲散，白飲和服三錢，亦可作湯。

發汗不解，內復煩渴，明是胸中津液越出，心下之水氣不散，故需此培土滲水，發汗除煩之劑。澤瀉入下焦，理水之本；豬苓入膀胱，利水之用；白朮入脾，製水之逆；茯苓入肺，清水之源；表裏之邪不能因水利而盡解，必少加桂枝，多服煖水。俾水精四布，而上滋心肺，外達皮毛，則溱溱汗出，而表裏之煩熱兩解，渴無不除。白飲和服，亦啜稀熱粥之微義。

發汗已，脈浮數煩渴者，五苓散主之。

前條論證，此條論脈，互相發明五苓雙解之義。雖經發汗，而表未盡除，水氣內結，故用五苓。若無表熱與水結，當與白虎加人參湯矣。

〔五苓散見前〕

茯苓甘草湯證

傷寒厥而心下悸者，宜先治水，當用茯苓甘草湯，卻治其厥。不爾，水漬入胃，必作利也。

心下悸是有水氣。乘其未漬入胃時先治之，不致厥利相連。治法之次第也。

茯苓甘草湯 治心下悸，發熱而厥，脈弦者。

茯苓（三錢）、桂枝（八分）、甘草（六分）、生薑（三片），水煎去渣溫服。

心陽素虛，水積不散，故發熱而欬，心下悸，或厥，宜此發散水邪之劑。茯苓滲水，甘草和中，桂枝入心以發汗，生薑溫胃以散水氣也。

十棗湯證

太陽中風，下利嘔逆，表解者乃可攻之。其人漐漐汗出，發作有時，頭痛，心下痞硬滿，引脇下痛，乾嘔短氣，汗出不惡寒者，此表解裏未和也，十棗湯攻之。

下利嘔逆，本於中風，不可不細審其表也。若表之風邪已解，裏之水氣洋溢，上攻頭腦而作痛，外走皮膚而汗出，淫溢心脇之間而痞硬滿痛，下走腸胃而下利，上走咽喉而嘔逆，非浩治莫禦。不用十棗攻之，中氣不止矣。

十棗湯

芫花（三錢）、甘遂（三錢）、大戟（三錢），製搗爲末，肥大棗十枚，煮濃汁調服一錢。未得快利再服。

積水至甚，洋溢中外，非此下水之峻劑不能應敵也。甘遂、芫花、大戟皆辛苦氣寒而秉性最毒，一下而水患可平矣。君以大棗，預培脾土，不使邪氣盛而無製，元氣虛而不支也。

結胸證

病發於陽而反下之，熱入因作結胸。病發於陰而反下之，因作痞。所以成結胸者，以下之太早故也。

發陽發陰，俱指發熱言。陽指形軀，陰指胸中。心下結胸與痞，俱是熱證。作痞不言熱入者，熱原發於裏也。誤下而熱不得散，水不得行，因而痞硬。

大陷胸湯證

傷寒六七日，結胸熱實，脈沉緊，心下痛，按之石硬者，大陷胸湯主之。

結胸有熱實，亦有寒實。太陽病誤下，成熱實結胸，外無大熱，內有大熱也。太陰病誤下成實，寒實結胸，胸下結硬，外內無熱證也。沉爲在裏，緊則爲寒，此正水結胸之脈。心下滿痛，按之石硬，此正水結胸之證。與寒實結胸證同脈異。必細審。是病發於陽，誤下熱入，乃可用大陷胸湯。治病必求其本也。

大陷胸湯　治熱實結胸，心下至小腹石硬，脈沉緊數者。

大黃（三錢）、芒硝（三錢）、甘遂（三錢末），先煮大黃取汁，納硝烊盡，入甘遂末，溫服。快利止後勿服。

此水邪結於心胸，而熱邪實於腸胃。用甘遂以濬太陽之水，硝黃以攻陽明之熱實也。湯以蕩之，是爲兩陽在裏之下法。

大陷胸丸證

結胸者，項亦強，如柔痙狀，下之則和，宜大陷胸丸。

頭不痛而項猶強，不惡寒而頭汗出，故如柔痙狀。此表未盡除，而裏證又急。丸以緩之，是以攻劑爲和劑也。

大陷胸丸　治熱結經久，脈浮緊數者。

大黃（三兩）、芒硝（二兩）、杏仁（二兩）、葶藶（二兩，甜），大黃、葶藶搗末，杏仁、芒硝合研如脂，和散，別搗甘遂末一兩，白蜜丸如彈子大。溫水送下一丸，一宿乃下，不下更服，取下爲度。

此水結因於氣結，氣結因於熱結。故用杏仁以開胸中之氣，氣降則水自降矣。氣結因於熱邪，用葶藶以清氣分之濕熱，源清而流自潔矣。水結之必成窠臼，佐甘遂之苦辛，以直達之。太陽之氣化不行，則陽明之胃腑亦實，必假硝黃。小其製而爲丸，和白蜜以留戀胸中，過一宿乃下，即解胸中之結滯，又保腸胃之無傷。此太陽裏病之下法。

小陷胸湯證

小陷胸證，正在心下，按之則痛，脈浮滑者，小陷胸湯主之。

結胸有輕重，立方有大小，從心下至小腹按之石硬，而痛不可近者，爲大結胸。正在心下，未及脇腹，按之則痛，未曾石硬者，爲小結胸。大結胸是水結在胸腹，故脈沉緊。小結胸是痰結於心下，故脈浮滑。水結宜下，故宜甘遂、葶、杏、硝、黃等下之。痰結宜消，故用黃連、栝蔞、半夏以消之。

小陷胸湯 治痰熱結胸，痞實正在心下，脈浮滑數者。

黃連（一錢）、栝蔞（五錢）、半夏（二錢，製），水煎去渣溫服。

痰熱據清陽之位，當瀉心而滌痰。用黃連除心下之痞實，半夏消心下之痰結，栝蔞助黃連之苦，滋半夏之燥，洵爲除煩滌痰開結寬胸之要劑。

臟結證

按之痛，寸脈浮，關脈沉，名曰結胸也。如結胸狀，飲食如故，時時下利，寸脈浮，關脈小細沉緊，名曰臟結。舌上白，胎滑者，難治。

如結胸狀，而非結胸者。結胸則不能食，不下利，舌上燥而渴，按之痛，脈沉緊實大，此結在臟而不在腑。故見證種種不同。大便而不通，謂之結。此能食而和，亦謂之結者，是結在無形之氣分。臟氣不通，故曰臟結。心爲臟主，舌爲心苗，舌上白胎滑者，是水來剋火，故難治。

病人脇下素有痞，連在臍旁，痛引小腹，入陰筋者，此名臟結，死。

臟結如結胸者，有如痞狀者。臍爲立命之原，臍旁者，天樞之位，氣交之際，肝脾腎三臟之陰凝結於此，所以痛引小腹入陰筋也。小腹者，厥陰之部，兩陰交盡之處。陰筋者，宗筋也，此陰常在，絕不見陽，陽氣先絕，陰氣繼絕，故死。

結胸證具，煩躁者，亦死。

結胸是邪氣實，煩躁是正氣虛，故死。

生薑瀉心湯證

傷寒汗出，解之後胃中不和，心下痞硬，乾嘔食臭，脇下有水氣，腹中雷鳴下利者，生薑瀉心湯主之。

汗出解後，是太陽寒水之邪侵於形軀之表者已罷。胃中不和，水邪入於形軀之裏者未散。必其人平日心火不足，故心下痞硬。胃中虛冷，故乾嘔食臭。脇下即腹中。

土不制水，寒水得以內侵而有水氣。虛陽鬱而不舒，寒熱交爭於心下，故腹中雷鳴而下利也。宜生薑瀉心湯分理之。

生薑瀉心湯 治胃虛濕熱，心下痞滿，乾嘔下利，脈浮數者。

生薑（三錢）、人參（六分）、黃芩（錢半）、黃連（六分）、乾薑（六分）、半夏（錢半，製）、甘草（六分）、大棗（三枚），水煎去渣溫服。

胃氣既虛，濕熱又盛，非此寒熱攻補並舉不能分理錯雜之邪也。芩連瀉心胸之熱，乾薑散心下之寒，生薑、半夏去脇下之水，參甘大棗培腹中之虛。芩連必得乾薑而痞散，半夏必得生薑而水消。名曰瀉心，實以安心也。

甘草瀉心湯證

傷寒中風，醫反下之，其人下利，日數十行，穀不化，腹中雷鳴，心下痞硬而滿，乾嘔心煩不得安。醫見心下痞，謂病不盡，復下之，其痞益甚。此非結熱，但以胃中空虛，客氣上逆，故使硬也，甘草瀉心湯主之。

誤下傷胃，逆氣上攻，則濕熱不化而下利清穀，日數十行，腹鳴痞硬，心煩而滿，是為虛邪。故以甘棗緩中除逆，芩連薑夏化痞而軟硬。洵為分理中州、洗滌濕熱良法。

甘草瀉心湯 治胃虛氣逆，濕熱不化，痞滿嘔利，脈緩數者。

甘草（錢半）、乾薑（錢半）、黃連（八分）、黃芩（錢半）、半夏

(錢半，製)、大棗(三枚)，水煎去渣溫服。

君甘草者，一以瀉心而除煩，一以補胃中空虛，緩客氣上逆也。倍乾薑散中宮下藥之寒，行芩連之氣，以消痞硬。半夏除嘔。而中虛不用人參者，以未經發汗，熱不得越，是上焦之餘邪未散也。乾嘔不用生薑，以上焦津液已虛，不勝再散。病在胃而仍名瀉心者，以心煩痞硬，病在上焦耳。

半夏瀉心湯證

傷寒五六日，嘔而發熱者，柴胡湯證具，而以他藥下之。若心下滿而硬痛者，此爲結胸也，大陷胸湯主之。但滿而不痛者，此爲痞，柴胡不中與之，宜半夏瀉心湯主之。

嘔而發熱，是小柴胡主證。嘔多，雖有陽明證，宜大柴胡湯。而以他藥下之，誤也。誤下之變，因偏於半表者，成結胸；偏於半裏者，成心下痞。此本爲半夏瀉心湯而發，故只以痛不痛分結胸與痞，未及他證。

半夏瀉心湯 治寒熱相結成痞，脈弦細數者。

半夏(錢半，製)、乾薑(錢半)、黃連(八分)、黃芩(錢半)、人參(八分)、甘草(五分)、大棗(三枚)，水煎去渣溫服。

寒熱相結，心下成痞，故用瀉心湯，即小柴胡湯去柴胡加黃連、乾薑也。不往來寒熱，故不用柴胡。痞因寒熱之氣互結，故用乾薑、黃連。大寒大熱者，爲之兩解。君以半夏，去生薑而倍乾薑。乾薑助半夏之辛，黃芩協黃連之苦，苦辛相合，痞硬自消。參甘大棗調既傷之脾胃，且以壯少陽之樞也。

乾薑黃連黃芩人參湯證

傷寒，本是寒下，醫復吐下之，寒格。若食入口即吐，乾薑黃連黃芩人參湯主之。

誤治變證，故用瀉心之半。胃口寒格，宜用參薑。胸中蓄熱，宜用芩連。嘔家不喜甘，故去甘草。不食則不吐，是心下無水氣，故不用生薑、半夏。要知寒熱相阻，則為格證。寒熱相結，則為痞證。

乾薑黃連黃芩人參湯　治寒邪格熱，食入則吐，脈細數者。

乾薑（錢半）、黃連（八分）、人參（八分）、黃芩（八分），水煎去渣溫服。

誤下傷胃，寒熱互結，故食入口則吐，非需此寒邪格熱之劑不能調平其胃氣也。乾薑散胃口之寒，芩連清胸中之寒熱，人參以通格逆之氣而調其寒熱，以至和平也。

大黃黃連瀉心湯證

心下痞，按之濡（濡當作硬），大便硬，而不惡寒反惡熱，其脈關上浮者，大黃黃連瀉心湯主之。

瀉心湯治痞，是攻補兼施，寒熱並馳之劑。此則盡去溫補，獨任苦寒下洩，且以麻沸湯漬絞濃汁而生用之。必燥渴痞硬，大便不通，不惡寒反惡熱，比結胸更甚者，可用此湯急瀉之。

大黃黃連瀉心湯　治熱結痞硬，燥渴便閉，脈沉急數者。

大黃（三錢）、黃連（錢半），麻沸湯漬須臾，絞汁服。

瀉心者，瀉其熱也。黃連苦燥，能解離宮之火。大黃蕩滌，能除胃中之實。以麻沸湯漬絞汁，乘其鋭氣而急下之，除客邪須急也。

附子瀉心湯證

心下痞，大便硬，心煩不得眠，而復惡寒汗出者，附子瀉心湯主之。

陽虛於下，則衛外不密而惡寒汗出。熱結於中，則大便不通而心煩痞硬也。故用附子以回陽，而惡寒汗出自解。大黃瀉結熱，而心煩痞硬自除矣。

附子瀉心湯　治陽虛熱結，心煩，惡寒汗出，便閉，脈沉者。

附子（二錢，泡）、大黃（三錢），麻沸湯分漬，各絞汁，合和服。

陽虧熱結，表虛裏實不解，非此扶陽瀉結之劑不能勝其任也。故用附子補火以溫積寒，大黃通閉以除結熱。寒熱各製而合服之，是偶方中反佐之奇法也。

赤石脂禹餘糧湯證

傷寒服湯藥下利不止，心下痞硬，服瀉心湯已，復以他藥下之，利不止，醫以理中與之，利益甚。理中者，理中焦。此利在下焦，赤石脂禹餘糧湯主之。復利不止者，當利其小便。

服湯利不止，是藥傷胃氣。心下痞硬，服瀉心湯不解，則痞爲虛痞、硬爲虛硬明矣。下以他藥，則胃氣更傷，利仍不止。理中不能收攝，需赤石脂禹餘糧，體重性澀。而利復不止，當利小便，以分消之。蓋小便利則大便實也。此太陰傷寒，脾虛濕盛，腸胃滑脫，故仲景設法以禦其變耳。

赤石脂禹餘糧湯 治腸滑下利脈濡者。

赤石脂（三錢，醋煅）、禹餘糧（二錢，醋煅），水煎去渣溫服。

胃虛腸滑，下利不禁，故需此澀脫固下之劑，以挽其下趨之勢。石脂色赤入丙，助命火以生土。餘糧色黃入戊，實胃土而澀腸。用以治下焦之標，實以培中宮之本也。

旋覆代赭石湯證

傷寒發汗，若吐若下解後，心下痞硬，噯氣不除者，旋覆代赭石湯主之。

傷寒，心主汗，吐下後，心氣大虛，邪乘虛結，故心下痞硬。心氣不降，故噯逆不除也。旋覆、薑、夏之辛鹹，善能消痞散結。人參、代赭之溫重，足以鎮逆補虛。更需甘棗之甘，和胃益氣，噯有不退者乎。

旋覆代赭石湯 治胃虛痰逆，痞滿噯氣，脈弦虛者。

旋覆花（錢半，絹包）、代赭石（三錢，鍛）、生人參（八分）、生甘草（三分）、法半夏（錢半）、鮮生薑（三片）、肥大棗（三枚），水煎去渣溫服。

氣虛邪逆，心氣不降，故心下痞硬，噯氣不除，非此瀉心之變劑不能分解虛中之留結也。旋覆鹹能補心而軟痞硬，半夏辛能散結而止噯逆，甘草之甘以緩之，生薑之辛以散之。虛氣逆上，代赭石以鎮之。人參、大棗以補之也。

抵當湯證

太陽病六七日，表證仍在而反下之，脈微而沉，反不結胸，其人發狂者，以熱在下焦，少腹當硬滿，小便自利者，下血乃愈。所以然者，以太陽隨經瘀熱在裏故也。抵當湯主之。

表證誤下，熱邪隨經入腑，熱傷陰血，血結膀胱，故少腹硬滿而不結胸，小便自利而不發黃也。血病則知覺昏昧，故發狂。小腹爲膀胱之室，瘀血留結，故硬滿。小便由於氣化，病在血分，故小便自利。病既傳裏，脈應微沉，用抵當湯直抵當攻之處。

抵當湯 治熱瘀血蓄，小腹硬滿，小便自利，脈沉者。

桃仁（三錢）、大黃（三錢）、蝱蟲（十個）、水蛭（五個，熬令入水不轉色），水煎去渣溫服。

誤下熱入，入於血必結，故小腹硬滿。病在血分，故小便自利。非此下血之峻劑不能破其堅壘也。蛭昆蟲之巧於取血者，蝱飛蟲之猛於吮血者，佐桃仁以推陳致新，大黃以蕩滌邪熱。名之曰抵當，謂直抵當瘀結當攻之所。

太陽病，身黃，脈沉結，小腹硬，小便不利者，爲無血也。小便自利，其人如狂者，血結也。抵當湯主之。

小便不利而發黃者，病在氣分，麻黃連翹赤小豆湯證。小便自利而發狂者，病在血分，是抵當湯證。凡誤下熱入，如結胸發黃、蓄血等，其脈必沉，或緊、或濇、或結，在受病之輕重，元氣之盛衰，水結血結，俱是膀胱病，故皆小腹硬滿。小便不利爲水結，小便自利是血結。

〔抵當湯見前〕

抵當丸證

傷寒有熱，小腹滿，應小便不利，今反利者，爲有血也。當下之，不可餘藥，宜抵當丸。

有熱即表證仍在，小腹滿而未硬，其人未發狂，只以小便自利，預知其有蓄血，故小其製而丸以緩之。

抵當丸 治蓄血少腹滿，小便自利，脈濇者。

水蛭（三十個，炙透）、虻蟲（五十個炙）、桃仁（二兩）、大黃（二兩），水蛭炙過，入水不轉色，共末，白蜜搗丸，每服三錢，溫水下。

血蓄小腹，滿而不硬，其人不發狂，故變湯藥爲丸，是以峻劑作緩劑也。取水陸之善取血者，佐桃仁、大黃而丸以緩之，使膀胱之蓄血無不潛消默奪矣。

桃仁承氣湯證

太陽病不解，熱結膀胱，其人如狂，血自下，下者愈。其外未解者，尚未可攻，當先解外。外解已，但少腹急結者，乃可攻之，宜桃仁承氣湯。

標本病而陽氣重，故其人如狂。血得熱則行，故尿血。血下則不結，故愈。衝任之血會於少腹，熱極則血不下而反結，故急。病自外來，當先審其表熱之輕重，以治其表。繼用桃仁承氣以攻其裏之結血也。少腹未硬滿，故不用抵當。服五合取微利，亦見不欲大下意。

桃仁承氣湯 治熱蓄膀胱，血結小腹，脈浮濇者。

桃仁（三錢）、桂枝（六分）、大黃（錢半）、芒硝（錢半）、甘草（六分），水煎入芒硝，微沸，去渣，溫服五合，取微利。

此輕裏重表之劑。彼陽明蓄血，喜忘如狂，反不用承氣。此熱蓄膀胱，血結小腹，乃以桃仁、桂枝加於調胃承氣之中，微下熱結，以行其血，則血化熱解，而狂自止。以太陽隨經，瘀熱在裏故也。

陽明病，其人喜忘者，必有蓄血。所以然者，本有久瘀血，故令喜忘。屎雖硬，大便反易，其色必黑，宜抵當湯下之。

屎硬爲陽明病，硬則大便當難，而反易者，必有宿血，以血主濡也。血瘀久則黑。不用桃仁承氣者，大便反易，不須芒硝。無表證，不得用桂枝。瘀血久，無庸甘草。非水蛭、䖟蟲不能勝其任。

〔抵當湯見前〕

溫病

太陽病，發熱而渴，不惡寒者，爲溫病。

發熱而渴，少陰津液先虧。病在太陽反不惡寒，明是溫病，而非傷寒也。脈必沉數，舌胎白潤者，葛根湯先解其肌。舌白口燥，葛根湯中加生地，兼滋其陰。

葛根湯 治溫病口渴，發熱不惡寒，脈數者。

粉葛根（錢半）、淡豆豉（錢半）、荊芥穗（錢半）、白雲神（錢半，去木）、生查肉（三錢）、廣藿梗（錢半）、淨蟬衣（錢半）、生穀芽（五錢）、新會白（錢半）、西湖柳（三錢），水煎去渣溫服。舌白尖紅，口乾齒燥，去會白加生地五錢，即發散黑膏湯。

溫由少陰伏熱發出太陽，故以葛根升陽解肌，淡豉疏邪發表，荊芥出營中之汗，蟬衣脫皮毛之邪，生查導滯，藿梗調中，會白和胃，茯神安神，生穀芽宣揚胃氣，合西湖柳共勷解肌發汗、化滯疏邪之功。此輕揚疏滯之劑，斑疹咸宜主之。去會白加生地，亦滋陰以解表熱也。

汗後不解

發汗已，身灼熱者，名曰風溫。

汗爲心液，灼熱因於發汗，是其人腎水先虧，心陽素旺，故邪熱反熾於汗出也。脈數尺虛，名曰風溫。可見溫病之發，必因外邪鬱伏，與陰虛發熱不同，宜黑膏湯分解邪熱爲主。

疏熱黑膏湯 治溫病汗後灼熱，脈浮數者。

懷生地（五錢）、淡豆豉（錢半）、建連翹（三錢）、荊芥穗（錢半）、川貝母（二錢，去心）、生查肉（三錢）、白雲神（錢半，去木）、淨蟬衣（錢半）、廣藿梗（錢半）、西湖柳（三錢），水煎去渣溫服。

汗後灼熱，陰虛火旺而邪熱不解也。故以生地滋陰，連翹清熱，合查、藿、雲神宣壅化滯，則邪熱自無內阻之患。荊豉蟬蛻解表疏邪，則邪熱更無外閉之憂。川貝解鬱虛心肺，湖柳疏邪解灼熱。此輕揚徹熱，善發少陰之汗，爲溫熱門開手第一要方。

日久蒸熱

病溫日久，邪結三陰，蒸熱不解，瘦弱神昏，大便或溏或結，口燥齒乾，或渴，或盜汗，或無汗，脈濇弦數，重按不振，此邪熱深結三陰，陰虛不能作汗以逐邪也。是以或斑或疹，經久纏綿，宜三甲散分解之。

溫邪之至，是少陰陰虛火伏，傳遍三陽而病發。邪少熱微爲病溫，邪重熱甚爲病熱。其熱未傳之初，或兼感冒，亦令人凜凜憎寒，翕翕發熱。一經熱傳於表，則但熱而全不畏寒，或反惡熱。盜汗是營衛偏勝，無汗是營陰枯竭，口燥是津液不足，齒乾是火熱內伏，渴飲乃眞水之虧，便溏是中土之弱，便結爲少陰之燥。至於陰虛不能作汗，是少陰腎水虧乏，元陰不能外鼓也，最爲沉重。脈濇弦數，重按不振，此溫邪伏於少陰，熱病發於少陽，而得二經之脈，非三甲散不能奏捷。

三甲散 治溫病日久，邪熱結於三陰，脈濇弦數者。

懷生地（五錢）、生鱉甲（三錢，醋炙）、川甲片（三分，醋炙）、敗龜板（錢半，鹽水炙）、川貝母（二錢，去心）、白雲神（二錢，去木）、金石斛（三錢）、白嘉蠶（錢半，鹽水炒黑）、廣藿梗（錢半）、乾荷葉（三錢），水煎去渣溫服。陰虛燥結無火，去生地加製首烏。舌紅口燥，減嘉蠶，加北沙參，少入薄荷葉。便溏去石斛，減龜板，加炒米仁，或生查汁煮炒，以化胃氣。胎白吐涎，去石斛、川貝，加法半夏、廣橘紅。

邪熱結於三陰，陰虛不能作汗，故邪戀不解也。三甲入三陰之經，善化結邪之久戀。生地、川貝兩走心腎，滋陰液以解心肺之涸熱。石斛、荷葉升陽退熱。茯神、藿梗和胃安神。少佐嘉蠶，爲祛邪散結之領就，則汗從陰發，邪自不羈。洵爲大滋陰液，解結散邪之劑，是溫熱門因邪致損之要方。其加減諸法，乃正設法禦病之詳，診家均宜著眼，切勿草草看過。

溫病夾陰

陽虛病溫者，是溫病夾陰也。乃下寒上熱，或外熱裏寒。大便溏泄，口乾不渴，脈象浮數，尺部沉細，宜紅膏湯疏邪爲主。

病溫之人，少火不振而熱發三陽，故下寒上熱，外熱裏寒也。裏寒則便溏足冷，神志昏沉。上熱則口乾煩躁，或疹或斑。浮數爲假熱之脈，沉細是眞寒之象。非紅膏湯不能返其虛陽歸宅，而何以托解伏邪耳。

疏邪紅膏湯 治陽虛病溫，上熱下寒，脈浮數尺細者。

製附子（六分，鹽水炒黑）、淡豆豉（錢半）、法半夏（錢半）、荊芥穗（錢半）、白雲神（二錢，去木）、杜橘紅（錢半）、廣藿梗（錢半）、淨蟬衣（錢半）、炙甘草（六分）、西河柳（三錢，炒焦），水煎去渣溫服。

陽虛之人，少火不振，則營衛空疏，邪乘虛襲，而虛陽得以內鬱，病溫也，口渴便溏，下寒上熱，而或斑或疹。故用附子振動生陽，合荊豉蟬柳疏邪，而上熱自解。二陳藿梗理脾濕通水火，而下寒自除。陽回邪散，則津液得升，而渴利無瘳，斑疹無不化。洵爲扶陽散邪、交通水火之良法。即陽虛人傷寒，亦不出是方歟。

熱傳厥陰

溫病不解，熱入厥陰，而神昏脇痛，譫妄煩躁，溲溺赤濇，大便溏薄，脈象急疾，重按弦濇，舌白砂胎，或斑或疹，此熱傳手足厥陰，而神明失職，危劇之候也。宜羚羊角散急投之。

溫病之人，陰虛木旺。肝與心包受邪，而鬱成火熱，傷神則神昏，傷絡則脇痛。肝熱則多言而譫妄，心熱則水竭而煩躁。土受木火不能製濕，則小便濇少，大便溏泄也。木鬱土中，濕中火發，故舌不能紅而砂白有胎。火鬱發斑，濕鬱發疹。當此木燥火炎，脈象急疾弦濇，證脈俱危，宜羚羊角散急圖之。

羚羊角散 治陰虛病溫，邪熱陷於手足厥陰，脈急疾弦濇者。

懷生地（五錢）、北沙參（三錢）、羚羊角（八分，磅）、白池菊（錢半，去蒂）、川貝母（二錢，去心）、薏米仁（四錢，炒）、白雲神（三錢，去木）、薄荷葉（錢半，泡）、純鈎藤（五錢，遲入）、冬桑葉（錢半），水煎去渣溫服。

病溫不解，熱入厥陰，而神昏譫妄，溺濇便溏。故以羚羊、池菊直清肝火而譫妄退。生地、川貝兼滋心腎而煩躁甯。沙參、薄荷養元陰以疏溫熱，則斑疹自化。米仁、茯神安心神而理脾濕，二便應調。桑葉、鈎藤爲清金抑肝之佐，自然身熱退而脈勢和緩，神志有不清者乎？此益陰清火之劑，乃溫熱傷陰之第一要方也。

溫熱疫癘有別

溫熱與疫不同，脈證一一有別。蓋溫出少陰伏氣，淹淹聶聶，初覺凜凜畏寒，直至熱傳於表，則但熱無寒，脈沉弦數，是伏熱自裏達表，宜葛根湯，或發散黑膏湯。陽熱亢甚，發爲熱病，宜葛根加石膏湯。疫癘乃醞釀濕熱發於陽明，或雜病氣、屍氣、天時乖戾之氣。若兼感冒，始初雖亦凜凜惡寒，二日自止。其蒸熱之勢，壯熱神昏，語言譫妄，舌上白胎滿布，脈數弦芤，此熱傷膜原，宜達原飲主之。若脈沉數弦長，右手偏大，汗之不解，舌黃腹滿，法宜下之，宜三消飲分解之。

伏氣者，乃由少陰陰虛，而亢陽之氣伏匿經中，鬱遏蒸騰，熱始傳表而發爲溫病。宜葛根湯升陽散熱，發散黑膏湯疏熱存陰。若亢甚於中，則陽熱焆熾而發爲熱病，脈弦大洪濇，宜葛根加石膏湯逐熱外洩。如水虧木旺，心火不能歸原於腎，證治已列厥陰，茲不復贅。疫由中道，乃陽明醞釀濕熱，雜病氣、屍氣，及四時乖戾之氣而發。其發也暴，其勢也猛。舌胎滿布，脈數弦芤，此疫邪內結，熱傷氣化之象，宜達原飲化而逐之。若脈弦長或沉數大，一汗不解，仍須再汗。若腹滿舌黃，昏沉語妄，此疫邪傳胃，熱結於中，宜三消飲下之。

〔葛根湯見前〕

〔發散黑膏湯見前〕

葛根加石膏湯 治熱病發於陽明，昏沉煩躁，舌白中乾，脈數弦大者。

生石膏（五錢）、粉葛根（錢半）、淡豆豉（錢半）、青防風（錢半）、甜桔梗（八分）、荊芥穗（錢半）、江枳殼（錢半，炒）、生甘草（八分）、西湖柳（三錢），水煎去渣溫服。

陽亢於中，熱邪熾盛，發爲熱病。葛根解陽明之肌肉，淡豉發少陰之熱蒸，防風開腠理，荊芥疏營血，石膏清火洩熱，生草瀉火緩中，桔梗清咽，枳殼瀉滯，西湖柳助諸藥以散邪熱也。此疏熱散邪之劑，乃陽明熱鬱煩躁之專方。

達原飲 治疫邪內結不傳，壯熱神昏，口渴，脈數弦長芤濇者。

檳榔（錢半）、厚朴（錢半，製）、草果（一錢，炒）、黃芩（錢半）、白芍（錢半，酒炒）、知母（錢半，酒炒）、甘草（五分），水煎去渣溫服。

疫發陽明，盤踞膜原，不能傳化。故用檳榔利三焦之氣，厚朴除中州之滿，草果搜除，不使疫邪久羈，速傳經腑而化。黃芩、知母清熱潤燥，不使蘊熱盤踞，速傳肌表而洩。白芍歛熱傷之營，甘草緩中州之氣。此疏熱化結之劑，乃疫邪盤踞膜原之耑方。陽明加葛根以升散之，太陽加羌活以開發之，少陽加柴胡以疏洩之，原不出三陽表證之加法也。

三消飲 治疫熱傳經入腑，煩躁腹滿，表裏不解，脈數大者。

生大黃（三錢）、粉葛根（錢半）、枯黃芩（錢半）、紫厚朴（錢半，製）、白芍藥（錢半，炒）、尖檳榔（錢半）、肥知母（錢半）、草果仁（一錢，炒）、粉甘草（五分）、鮮生薑（一片），水煎去渣溫服。

疫熱內結，傳布經中，而還入於腑，故壯熱神昏，表裏不解。檳、黃、朴、果疏利三焦，而化氣導滯，蕩滌疫邪之盤踞。葛根、生薑直走陽明，而解肌出汗，驅散疫邪以傳表。黃芩清蒸熱之餘，知母潤陽明之燥，芍藥歛熱傷之營，甘草緩中州之氣，以和諸藥之悍。名曰三消，消內、消外、消不內外也。洵爲疏利蕩滌之劑，是溫疫門中表裏不解之專方。

溫熱迫血

勞傷積損，血蓄陽明，溫熱內迫，積血上奔，以致神昏壯熱，齒衄如凝脂，揩拭不淨，腹滿便溏，溲溺濇少。此爲疫熱迫血，元氣大傷，不能統運，大危之候。脈大急疾，當遵邪盛則實治之，勉用瀉熱理陰陽，冀挽萬一。

積勞之人，元氣大傷，不能統運營血而積結於腸胃絡間。疫熱觸動，致成危極之候。理陰瀉熱，或可救於萬一也。若耳目口鼻俱出血，必垂斃，不可救矣。

瀉熱理陰湯 治疫熱迫動，積血上奔，脈大急疾者。

原生地（一兩）、淡豆豉（錢半）、烏犀角（三錢）、西赤芍（錢半）、小枳實（錢半，炒）、生大黃（三錢）、川黃連（錢半）、生甘草（錢半）、生玳瑁（三錢）、生黃芩（錢半）、西湖柳（三錢，砂糖炒），水煎去渣溫服。

疫熱盤踞陽明，入傷血分，迫血上湧，出於口齒鼻中，如膠之粘，謂之疫熱迫血，故身熱腹滿，神志昏沉。生犀、玳瑁大瀉血分之熱毒，則血不迫而齒衄可止。黃連、黃芩大瀉氣分之熱毒，則氣不逆而腹滿可除。淡豉、湖柳發越疫邪。生地、砂糖引入血分。俾疫熱化而積血清，則身熱退而神志自爽矣。大黃、赤芍蕩滌瘀結，爲除根之計。枳實、甘草緩中消痞，乃復元之圖，瘀既化而元氣復，則大便當調而小便亦利也。此實起死回生之劑，爲溫疫門壞證之急救良方。

痧疫

病人壯熱神昏，脈道伏濇，或腹滿頭悶，或眩暈心煩，此爲痧疫。當疏利氣血，以達其邪，則營衛宣通而斑疹自透，宜寶花散爲主。挾熱宜清涼至寶飲，解熱達邪，則痧邪自散，而疫熱自清。設誤行發散，則結伏不開，反致引動邪熱悶絕不救。

疫乃穢氣觸人，閉塞竅道，故發熱而神志昏沉，脈象伏濇。或腹滿不爽，或煩悶不清，或起則眩暈，而臥則心煩，名曰痧疫。亦發斑疹。忌刺宜刮，以出肌膚之痧。藥以滌臟腑之痧。惟身不發熱者，更宜刺，以出經絡之痧。又如天時不正之氣，令人倏然眩昏暈迷，壯熱斑疹，是氣血內壅營衛，外閉臟腑不通，不治則死。此皆痧疫。咸當切忌鍼刺。蓋刺必傷營，營傷則身熱漫無止期。又忌發表，恐引動邪逆，多致悶絕也。均宜刮，以通其氣、洩其邪。寒痧用寶花散，溫痧用清涼至寶飲，使痧邪外解，則斑疹亦透矣。

加減寶花散 治寒痧，發熱脹悶，脈沉濇者。

荊芥穗（錢半）、廣鬱金（錢半）、台烏藥（錢半）、尖檳榔（錢半）、紫厚朴（錢半，製）、萊菔子（三錢，炒）、建澤瀉（錢半）、新會皮（錢半）、廣木香（一錢，切）、紫降香（錢半），水煎去渣溫服。挾濕去萊菔子，加晚蠶沙。挾瘀，去木香、新會皮，加桃仁、蘇木。寒甚加北細辛、廣藿香。

痧乃穢氣悶人，或邪氣閉塞竅道，令人一時脹悶昏迷，此名悶痧。且有全不知覺，忽然昏暈病人，名曰暗痧，非尋腹痛痧之形著也。若發熱昏沉，或斑或疹，即爲痧疫。此方可統治無熱諸痧，是治病求本之道，乃逐其邪而病自解矣。檳朴破滯氣，菔子消痰食，荊芥散血分之邪，烏藥順三焦之氣，木香調諸氣，鬱金調諸血，降香活血止痛，會皮利氣和中，澤瀉以降濁分清也。加減諸味，乃設法禦病之變。洵爲散痧消食，通竅清神，辟穢止痛之劑，是暴病倉卒急救之良方。細辛一味，本寶花散所有，以其味極辛，性極烈，故暫去，以入加減法中。

加減清涼至寶散 治溫痧日久，壯熱昏沉，脈濇數者。

建連翹(錢半)、紫厚朴(錢半，製)、萊菔子(二錢，炒)、尖檳榔(錢半)、廣鬱金(錢半)、北細辛(五分)、薄荷葉(錢半，泡)、小木通(錢半)、新會皮(錢半)、淨銀花(三錢)，水煎去渣溫服。

溫痧內蘊，渴熱傷陰，故蒸熱眩暈，迷悶發斑也。檳榔、菔子破滯寬中，連翹、鬱金瀉熱調血，細辛散久伏之邪，新會調鬱結之氣，銀花善解痧熱之毒，薄荷清利頭目之邪，木通以通利濁氣也。此清熱散痧、消滯解毒之劑。爲痧毒久蘊蒸熱之良方。

暑疫

身熱煩渴，齒燥唇乾，舌白砂胎，中有紅點，脈象濡弦芤數，此爲暑疫。當以辛涼解散，則汗出而斑透身涼矣。宜青蒿石斛飲以清徹其邪。若誤行發表，反致煩躁，轉增厥脫不救。

暑傷心包，三焦受病，則胃液虧少，營衛枯濇，故身熱無汗，煩渴不解也。脾液不升而唇乾，胃液不潤而齒燥。舌乃心之外候，舌白有砂是火藏金內，中雜紅點，乃暑熱傷陰之象耳。此名暑疫。亦令發斑，脈象濡弦芤數，此正暑傷陰絡之候。宜以青蒿石斛飲清徹其邪，則暑熱解而斑透身涼，煩渴無不解矣。

青蒿石斛飲 治暑疫，蒸熱煩渴，脈數濡芤濇者。

青蒿葉（錢半）、薄荷葉（錢半，泡）、金石斛（三錢）、川貝母（二錢，去心）、杜橘紅（錢半）、白雲神（二錢，去木）、鮮藿梗（錢半）、白池菊（錢半，去蒂）、鮮查肉（三錢）、鮮荷葉（三錢），水煎去渣溫服。

暑邪久伏，遏熱傷陰，令人蒸熱汗出，煩渴發斑。青蒿、池菊清徹暑熱而金水益，川貝、薄荷解散暑熱而心肺涼，橘紅、茯神安神利氣，鮮查、藿梗宣滯和中，石斛平虛熱，荷葉升清陽，自然汗更出而斑透身涼，煩渴無不自除矣。此辛涼徹熱之劑，尤爲伏暑傷陰發斑之專方。

中風

太陽病，發熱汗出，惡風脈緩者，名爲中風。

風爲陽邪，最易發熱。內鼓於營，則邪汗自出。風性散漫，故令脈緩。傷風惡風，別於傷寒溫病而爲中風也。此太陽中風之脈證，非雜病經絡臟腑傷殘之中風耳。

桂枝湯證

太陽病，頭痛發熱，汗出惡風者，桂枝湯主之。

風爲陽邪，頭爲諸陽之會，風邪上干，故令頭痛發熱惡風，同麻黃證。汗出惡風，是桂枝證獨也。寒風脈必兼弦，是桂枝所主。溫風脈必兼數，宜鼠粘子湯。

桂枝湯 治頭痛項強，發熱惡風，汗出脈浮弱者。

桂枝（錢半）、芍藥（錢半，酒炒）、甘草（五分）、大棗（三枚）、生薑（三片），水煎去渣溫服。須臾，啜熱稀粥以助藥力。

營虛邪鼓，津液外洩，故發熱汗出，惡風脈弱。非此和營散邪、解肌發汗不能解也。桂枝入心，溫經散寒，發心液而爲汗。桂枝湯中不可用麻黃，麻黃湯中不可無桂枝也。本方皆辛甘發散，惟芍藥能益陰斂血，內和營氣以止煩。煩止汗亦止。若倍加芍藥，即建中之劑，非復發汗之劑。此方皆用桂枝發汗，即用芍藥止汗，生薑之辛，佐桂解肌。大棗之甘，佐芍和裏。且桂芍之相須，薑棗之相得，是陰陽表裏並行不悖，而剛柔相濟以爲和。甘草之甘，有安內攘外之功用。以調和表裏者，即以調和諸藥也。其精義尤在啜稀熱粥以助藥力。俾穀氣內充則外邪勿復入，餘邪勿復留。故用之發汗，自不至於亡陽；用之止汗，自不至於遺患。要知桂枝湯專治表虛受邪，但能解肌以發營中之汗，不能如麻黃開皮毛之竅，以出衛分之邪也。兼治虛瘧、虛痢最捷。

鼠粘子湯 治溫風不解，脈浮弦數者。

大力子（三錢，炒）、荊芥穗（錢半）、淨蟬衣（錢半）、淡豆豉（錢半）、白雲苓（錢半）、粉甘草（五分）、白蔥頭（三枚），水煎去渣溫服。

溫風傷表，遏熱不解，故發熱頭痛，無汗微煩，非此疏風散熱之劑不能解散也。荊芥疏血中之邪，淡豉發少陰之汗。鼠粘子即大力子，專祛風熱。淨蟬衣即蜩蟟殼，善蛻皮膚，茯苓滲濕，甘草和中，少佐蔥白以通陽氣也。洵爲解表疏邪之劑，爲風熱不解之專方。

太陽病，外證未解，脈浮弱者，當以汗解，宜桂枝湯。

前條論證，此條論脈。外證未解，指頭痛熱，惡風惡寒也。浮爲在表，浮弱爲陰虛受邪，故宜桂枝湯以和營散邪。

〔桂枝湯見前〕

形作傷寒，其脈不弦緊而弱。弱者必渴，被火者必讝語。弱者，發熱脈浮，解之當汗出而愈。

形作傷寒，見惡寒體痛嘔逆，脈當弦緊，而反浮弱，弱者，陰不足也。陽邪陷於陰分必渴，若以惡寒而用火攻，亡津液而必讝語，脈雖弱而發熱身痛不休，宜消息和解其外。此營虛傷寒，宜桂枝湯啜熱稀粥，乃食入於陰，長氣於陽也，令汗出則愈。

病人臟無他病，時發熱，自汗出而不愈者，此衛氣不和也。先其時發汗則愈，宜桂枝湯主之。

臟無他病，知病只在形軀。發熱有時，則汗出亦有時。陰虛者陽必湊之。乘未經發熱時，則陽猶在衛。用桂枝湯先發其汗，使陰出之陽，而衛陽不復陷，是迎而奪之也。脈虛者，加當歸，令正勝而邪卻矣。

〔桂枝湯見前〕

病嘗自汗出者，此爲營氣和。營氣和者外不諧，以衛氣不共營氣和諧故耳。營行脈中，衛行脈外，復發其汗，營衛和則愈，宜桂枝湯。

時發熱自汗出者，爲營虛陽邪陷於陰分。無熱而汗嘗自出者，是衛虛不能固外也。以有熱無熱別之，時出嘗出辨之。並可用桂枝湯啜熱稀粥法汗之。脈軟者加黃蓍，是形不足者溫之以氣也。

〔桂枝湯見前〕

桂枝湯四逆湯相關證

傷寒醫下之，續得下利，清穀不止，身疼痛者，急當救裏。後清便自調，身疼痛者，急當救表。救裏宜四逆湯，救表宜桂枝湯。

誤下傷脾，下利不止，繼見完穀不化，則胃腸已亡。身疼不除，是表裏俱困。宜四逆湯急救其裏，裏和而表自解矣。身疼未除，下利後不可更用麻黃，亦宜桂枝湯救表，是救表仍合和中也。

〔桂枝湯見前〕

四逆湯 治陰盛陽虛，表裏不解，脈細者。

附子（錢半，泡）、乾薑（錢半，炒）、甘草（錢半，炙）、人參（錢半）、生薑（三片），水煎去渣溫服。

陽虛傷寒，表裏不解，非此扶陽勝陰之劑不能回陽散寒也。附子壯眞陽，以禦陰邪。乾薑溫裏寒，以逐表寒。人參扶元，炙甘草益氣。四味成方，大佐生薑，有回陽散寒之功，通理三焦之妙。洵爲陰盛陽虛，表裏不解之專方。

柴胡桂枝湯證

傷寒六七日，發熱微惡寒，肢節煩疼，微嘔，心下支結，外證未去者，柴胡桂枝湯主之。

微惡寒，見寒少。六七日發熱，見熱多。肢節煩疼，此身疼、腰痛猶輕。微嘔是喜嘔之兆，支結是痞滿之始。此外證將解未去，內熱初熾未深。故合柴胡桂枝爲一湯以兩解之。雖不言脈，而脈數弦弱可知也。

柴胡桂枝湯 治兩陽併病，寒熱不齊，脈數弦弱者。

人參（八分）、桂枝（八分）、白芍（錢半，酒炒）、柴胡（七分）、黃芩（錢半，酒炒）、半夏（錢半，製）、甘草（五分）、生薑（三片）、大棗（三枚），水煎去渣溫服。

兩陽併病，太少不解，取桂枝湯以解太陽未盡之邪，柴胡湯以解少陽之微結。合二湯爲一，是雙解兩陽表裏之劑，乃太陽少陽併病之專方也。

桂枝方禁

桂枝本爲解肌，若其人脈浮緊，發熱汗不出者，不可與也。

解肌者，解肌肉之邪。脈浮緊，是麻黃湯脈。發熱汗不出，是麻黃湯證。桂枝湯無麻黃開腠理，有白芍歛陰津。麻黃湯脈證而妄用桂枝，恐閉遏邪氣，爲害滋大，故禁戒如此。

酒客病，不可與桂枝湯。得湯則嘔，以酒客不喜甘故也。

嗜飲酒酪，濕熱淫內，故得甘則嘔，助熱資濕也。當亦禁戒之。

桂枝加附子湯證

太陽病，發汗遂漏不止，其人惡風，小便難，四肢微急，難以屈伸者，桂枝加附子湯主之。

發汗太過，陽氣不密而漏汗惡風，汗多津弱，營陰失滋，則肢急而便難矣。陽氣者，精則養神，柔則養筋。開闔不得，寒氣從之，故筋攣而屈伸不利也。用桂枝湯加附子以固陽和營，陽密則漏汗自止，而手足便和矣。

桂枝加附子湯 治陽虛漏汗，脈弱者。

桂枝湯內加炮附子（錢半），水煎去渣溫服。

陽虛則衛外不密，而漏汗惡風。若非需此補火固陽，則亡陽之變兆於頃刻。故用桂枝湯益心之陽，陽密則漏汗自止，而惡風自罷。加附子以固腎中之陽，陽回則便自利，而四肢自柔，屈伸自利矣。

桂枝去芍藥生薑新加人參湯證

發汗後，身疼痛，脈沉遲者，桂枝去芍藥生薑新加人參湯主之。

汗後身疼，是表虛營弱，不得過用辛辣而去生薑。脈象沉遲，是臟氣虛寒，當遠斥陰寒而去白芍。惟存桂枝、甘、棗溫營，人參以統血脈，名曰新加者。見表未解，無補中法，今因脈沉遲而始用之也。

桂枝去芍藥生薑新加人參湯 治營衛虛寒，身疼痛，脈浮弱者。

桂枝（八分）、人參（八分）、甘草（八分）、大棗（三枚），水煎去渣溫服。

汗後身疼，是營氣不足，血少故也。專任甘棗以佐桂枝，則桂枝當入心養血之任。復加人參，以通血脈，則營氣調和而身疼自瘳矣。此溫養和平之劑，爲營氣虛寒之專方。

芍藥甘草附子湯證

發汗病不解，反惡寒者，虛故也。芍藥甘草附子湯主之。

發汗不解，反加惡寒，是陽虛營氣不足也。故於桂枝湯去桂枝、薑、棗加附子，以扶陽禦寒，任芍藥、甘草以調和營氣。

芍藥甘草附子湯

芍藥（錢半，酒炒）、甘草（八分，製）、附子（錢半，炮），水煎去渣溫服。

陽虛則衛氣不振，營弱則血脈少資，故發汗不解，反加惡寒也。當於桂枝湯中去桂枝、薑、棗，取芍藥以收少陰之精，甘草以緩虛邪之逆，加附子固坎中之陽，但使腎中元陽得位，則表邪不治而自解矣。此養營固陽之劑，爲營虛眞陽不足之專方。

桂枝人參湯證

太陽病，外證未解而數下之，遂協熱而利。利下不止，心下痞硬，表裏不解者，桂枝人參湯主之。

外證未解當發汗，而反下之，表熱乘虛入裏，遂協熱而利。病在太陽，利下不止，心下痞硬，是胃氣虛寒之極。表熱不解，裏證又急，用桂枝人參湯化痞軟硬，止利解表，一舉而兼得之矣。

桂枝人參湯　治表邪不解，裏氣虛寒，痞硬下利，脈細者。

桂枝（八分）、人參（八分）、乾薑（八分）、白朮（錢半，五分炒），水煎去渣溫服。

胃氣虛寒，表邪陷伏，故心下痞硬而下利也。故用桂枝、甘草爲君，乾薑、參、朮爲佐。先煎四味，後內桂枝，使和中之力饒而解肌之氣銳，是又於兩解中行權宜法也。此乃辛熱化痞軟硬，甘溫止利解表之劑。洵爲表裏虛寒不解之專方。

葛根黃連黃芩湯證

太陽病桂枝證，醫反下之，利遂不止。脈促者，表未解也。喘而汗出者，葛根黃連黃芩湯主之。

前條是陽虛，此條是陽盛。桂枝證脈弱，誤下而脈反促者，熱迫於裏也。邪束於外，故喘而汗出。利遂不止，是暴注下迫，皆屬於熱也。病在太陽，表裏俱熱，用葛根、連、芩清火而解表，則利自止而身熱喘汗自除矣。夫補中可以除痞解表，寒中亦可止利解表，神化極矣。

葛根黃連黃芩湯 治表裏俱熱，喘利汗出，脈促者。

葛根（三錢）、黃連（錢半）、甘草（錢半）、黃芩（錢半），水煎去渣溫服。

陽邪內陷，表裏俱熱，故汗出而喘利並作也。君葛根解肌而止利，佐連、芩止利而除喘，臣甘草以和中。先煮葛根，後內諸藥，使解肌之力饒而清中之氣銳，與補中逐邪之法迥殊。此解表清裏之劑，爲表裏俱熱之專方。

桂枝加厚朴杏仁湯證

太陽病，下之微喘者，表未解故也，桂枝加厚朴杏仁湯主之。喘家作，桂枝湯加厚朴杏仁佳。

喘爲麻黃證，治喘功在杏仁。此妄下後，表雖不解，腠理已疏，故不用麻黃，而用桂枝。白芍酸寒，但加杏仁治喘恐不勝任，復加厚朴以洩之，則喘隨汗解矣。

桂枝加厚朴杏仁湯 治下後發熱氣喘，表不解，脈弦浮者。

杏仁（二錢，去皮）、桂枝（錢半）、厚朴（一錢，製）、甘草（五分）、白芍（錢半，炒）、生薑（三片）、大棗（三枚），水煎去渣溫服。

表邪誤下，氣逆不降，故表不解而氣微喘也。須加桂枝湯，解陷伏之邪，加杏、朴以調中降逆。芍藥酸寒，但加杏仁不勝治喘之任，必加厚朴之辛溫，佐桂以解肌，佐杏以降氣。此解表治裏之劑，爲下後發熱、氣喘氣逆之專方。

桂枝加芍藥湯證

桂枝加大黃湯證

本太陽病，醫反下之，因而腹滿時痛者，屬太陰也，桂枝加芍藥湯主之。大實痛者，桂枝加大黃湯主之。

腹滿時痛因於下後，是陽邪轉太陰，非太陰本病。表證仍在，故用桂枝湯解外。滿腹既見，故倍加白芍以和裏。若下後而腹大實痛，表仍不解，加大黃以除，是太陽併病陽明而胃實也。故用桂枝湯以解外，加大黃以除實痛。桂枝倍芍藥，即建中之方，桂枝加大黃，即調胃之劑。

桂枝加芍藥湯 治表邪內陷，腹滿時痛，脈弦者。

白芍（三錢，酒炒）、桂枝（錢半）、甘草（錢半）、生薑（三片）、大棗（三枚），水煎去渣溫服。

表邪誤下，陷入太陰，故腹滿時痛而表仍不解。須倍白芍收太陰之陰，桂枝解下陷之表，甘棗緩中以止腹痛，生薑散邪以除腹滿也。此和裏解表之劑，爲誤下陽邪陷入太陰之專方。

桂枝加大黃湯 治誤下陽邪不解，併病陽明，而腹大實痛，脈弦長者。

大黃（三錢）、桂枝（錢半）、芍藥（錢半，酒炒）、甘草（八分）、大棗（三枚）、生薑（三片），水煎去渣溫服。

陽邪誤下，陷入陽明，故腹大實痛，而表仍不解，是兩陽併病也。當需大黃攻陽明之實熱，以除腹痛。桂枝舉下陷之陽邪，以解肌表。白芍歛陰和裏，甘草緩中調胃。薑之辛散，棗之甘潤，務使營衛振發，則陽邪不復內陷而腹大實痛有不除者乎。此攻裏解表之劑，爲表邪誤下，併病陽明之專方。

桂枝甘草湯證

發汗過多，其人叉手自冒心，心下悸，欲得按者，桂枝甘草湯主之。

汗多則心液虛、心氣餒，故心下悸。叉手自冒，則外有所衛，得按則內有所憑，望之而知其虛矣。用桂枝爲君獨任，甘草爲佐，去薑之辛散，棗之泥滯，并不用芍藥，不藉其酸收，且不欲其苦洩。惟取甘溫相得，則氣血和而悸自平矣。與心中悸而煩，心下有水氣而悸者迥別。

桂枝甘草湯 治汗多亡陽，心悸，脈濇弱者。

桂枝（八分）、甘草（錢半），水煎去滓溫服。

汗多則心陽外亡，而心氣失養，故心下悸而欲得按也。桂枝本營分藥，得甘草則內溫營氣而悸自平。此辛甘溫養之劑，爲心虛、心餒、心悸之專方。

茯苓桂枝甘草大棗湯證

發汗後，其人臍下悸，欲作奔豚，茯苓桂枝甘草大棗湯主之。

臍下悸者，腎水剋火而上乘。豚爲水畜，奔則昂首疾馳，酷肖水勢上干之象。欲作奔豚，尚未發也。當先其時而治之，與茯苓桂枝甘草大棗湯。

茯苓桂枝甘草大棗湯 治心虛水逆，脈緊細弦浮者。

茯苓（三錢）、桂枝（六分）、甘草（三分）、大棗（三枚），甘瀾水煎，去渣溫服。

心陽不足，腎水上逆，故臍下悸動，欲作奔豚也。茯苓以伐腎邪，桂枝以保心氣，甘草、大棗培土制水。甘瀾水名勞水，用以先煮茯苓，取其下伐腎邪，一惟下趨耳。此培土製水之劑，爲水邪剋火之專方。

桂枝去桂加茯苓白朮湯證

服桂枝湯或下之，仍頭項強痛，翕翕發熱，無汗，心下滿微痛，小便不利者，桂枝去桂加茯苓白朮湯主之。小便利則愈。

汗出不徹，而遂下之，心下之水氣凝結，故反無汗而外不解，心下滿而微痛也。小便利，病爲在表，仍當發汗。小便不利，則病爲在裏，是太陽病及於本，非桂枝證未罷也。故去桂加茯苓白朮湯，以崇土調營主治之。

桂枝去桂加茯苓白朮湯 治水積膀胱，小便不利，脈緩者。

茯苓（三錢）、白朮（錢半，酒炒）、白朮（錢半，炒）、甘草（五分）、生薑（三片）、大棗（三枚），水煎去渣溫服。

表邪誤下，胃氣不化，而水積膀胱，故心下微痛，小便不利也。表雖不解，病爲在裏，於桂枝湯去桂，而君以苓、朮、薑、芍，即爲利水散邪之用。甘棗得效培土制水之功。蓋水因中結，可利而不可散，但得膀胱水去，而太陽表裏之邪悉除。此崇土調營製水之劑，爲營虛邪戀，小便不利之專方。

桂枝加桂湯證

燒鍼令其汗，鍼處被寒，核起而赤者，必發奔豚。氣從小腹上衝心者，灸其核上各一壯，與桂枝加桂湯。

寒氣傷營，發爲赤核，水氣挾木邪上逆，是發奔豚之兆；從小腹沖心，是發奔豚之象。此陽不舒而陰反勝，必灸核上以散寒邪，服桂枝湯以壯心氣。更加桂者，不特益火之陽，且以制木邪而逐水氣。

桂枝加桂湯 治燒鍼迫汗，氣從小腹上衝心，脈弦緊細者。

肉桂（錢半，去皮）、白芍（錢半，酒炒）、桂枝（八分）、甘草（六分）、生薑（三錢）、大棗（三枚），水煎去渣溫服。

燒鍼迫汗，被寒搏而起核，從小腹上沖，是肝腎氣逆，奔豚之象也。用桂枝湯解外，以消其核。更加桂者，肉桂以益火之陽而平陰邪之上逆也。此和營散邪，益火消陰之劑，爲陽虛表不解而發奔豚之專方。

桂枝去薑桂加龍骨牡蠣湯證

傷寒脈浮，醫以火迫劫汗，亡陽必驚狂，起臥不安。火逆下之，因燒鍼煩躁者，桂枝去薑桂加龍骨牡蠣救逆湯主之。

傷寒者，寒傷君主之陽。以火迫劫汗，并亡離中之陰，是爲火逆。妄汗亡陰而曰亡陽者，以心爲陽中之太陽，故心之液爲陽之汗也。心液既亡，則神明失養，驚而且狂。煩躁即驚狂之漸，起臥不安之象也。急用此湯以安神救逆。

桂枝去薑桂加龍骨牡蠣救逆湯 治火逆驚狂，起臥不安，脈數者。

龍骨（三錢，鍛）、牡蠣（三錢，鍛）、甘草（五分）、白芍（錢半，炒）、大棗（三枚），水煎去渣溫服。

火迫劫汗，心陽外亡，故驚狂煩躁，起臥不安也。芍藥、甘草緩中歛血，合大棗補中氣，以振營衛之陽。龍骨、牡蠣鹹以補心安神，澀以益陰固脫，俾陰陽和平，則神明得旨，而驚狂煩躁無不自安矣。此安神救逆之劑，爲虛神不守舍之專方。

蘇子清氣湯證

痰鳴喘欬，身熱不眠，神昏脇痛，赤疹累累，脈濇弦數，寸滑尺軟，此乃風火鼓痰，危劇莫甚，宜蘇子清氣湯主之。

風乾肺氣，熱入厥陰，則木火內熾，而金反受困，故喘欬痰鳴，身熱脇痛，神昏不能眠臥也。赤疹累累，是風火鼓痰，勢在危急。宜蘇子清氣湯冀效於萬一。

蘇子清氣湯 治痰鳴喘欬，身熱脇痛，不眠，脈濇弦數，寸滑尺軟者。

懷生地（五錢）、紅蘇子（二錢）、羚羊角（六分，磅）、川貝母（二錢，去心）、苡米仁（四錢，炒）、白茯神（二錢，去木）、白池菊（錢半，去蒂）、廣橘紅（錢半）、純鈎藤（五錢，遲入）、冬桑葉（錢半），水煎去渣溫服。

風火鼓痰，喘鳴欬逆不眠。故以羚羊、池菊清肝火兼益金水，生地、川貝滋腎水，心肺咸涼，鈎藤爲抑肝舒絡之用，蘇子乃開鬱豁痰之需，茯神滲濕安神，米仁益脾滲濕，橘紅利氣力可除痰，桑葉肅金並能退熱。此降火痰清火之劑，爲肝火上逆，痰鳴喘欬不眠之專方。

濕痺

太陽病，關節疼痛而煩，脈沉而細者，此名濕痺。

濕痺者，陽爲濕遏則煩，濕流關節則痛。濕爲土邪，性最凝閉，脈亦應而沉細也。此太陽傷濕脈證，甘草附子湯分解之。

甘草附子湯 治風濕相搏，脈浮虛濇者。

甘草（八分）、附子（錢半，泡）、桂枝（八分）、白朮（錢半，炒），水煎去渣溫服。

火虛濕襲，不能化氣制濕而流於關節，痺閉不通，故肢節疼痛，謂之濕痺。附子挾陽禦濕，桂枝祛邪外出，率領白朮、甘草分司表裏，以培土勝濕也。土旺濕除，則關節自利，而煩痛自除，痺無不通矣。此培土扶陽祛濕之劑，爲陽虛土弱，濕傷在表之專方。

桂枝附子湯證

去桂加白朮湯證

傷寒八九日，風濕相搏，身體煩疼，不能自轉側，不嘔不渴，脈浮虛而濇者，桂枝附子湯主之。若其人大便硬，小便自利者，去桂加白朮湯主之。

身體煩疼，風濕相搏也。不能自轉側，樞機不利也。不嘔是裏無寒，不渴是濕氣勝。浮爲風，濇爲濕，虛爲風濕在裏表，非虛弱之謂，故主桂枝附子湯。若其人大便硬，小便自利，是脾虛不能統運其濕，則木勝乘脾，而風淫地下，津液無以濡潤腸胃，故大便反見燥化，而小便自利也。病本在脾，故去桂加白朮以實脾制濕，而風木自平矣。

桂枝附子湯 治風濕相搏，脈浮虛濇者。

桂枝（錢半）、附子（錢半，炮）、甘草（五分）、生薑（三片）、大棗（三枚），水煎去渣溫服。

風濕襲經，營行不利，故身體煩疼而不能轉側焉。桂枝祛在表之風，配附子之苦熱以除濕，率領甘草、薑、棗緩中和營氣，則風濕兩邪並可解散矣。此祛風勝濕之劑，爲陽虛襲受風濕之專方。

桂枝附子去桂加白朮湯 治濕痺，大便硬，小便利，脈沉濇弱者。

白朮（三錢，炒）、附子（錢半，炮）、甘草（五分）、生薑（三片）、大棗（三枚），水煎去渣溫服。

土虛不能運濕，而津氣下流，無以滋潤腸胃，故大便反硬而小便自利也。白朮專主健脾，能使濕化而大便實，濕流而大便潤。附子扶陽行痺氣，甘草益氣緩中虛，薑棗和營衛，散濕邪。俾濕化而營氣調和，則風邪自無容身之地，而煩痛自除矣。此扶陽行痺，崇土祛濕之劑，爲陽虛脾氣不化之專方。是即白朮附子湯也。

甘草附子湯證

風濕相搏，骨節煩疼，掣痛不得屈伸，近之則痛劇，汗出短氣，小便不利，惡風不欲去皮，或身微腫者，甘草附子湯主之。

風淫於外，濕盛於中，則骨節疼劇不得屈伸，惡風不欲去衣也。汗出短氣，小便不利，是化源不清，濕從上越也。君桂枝以理上焦而散風邪，佐朮、附、甘草以除濕而調氣。

〔甘草附子湯見前〕

濕溫

濕溫之爲病，蒸熱多汗，足冷神昏，或發斑，或發疹，脈濇洪數，舌白砂胎，宜蒼朮白虎湯主之。

陽明濕熱蒸動少陰之經，則昏熱多汗，足冷遺溺。證勢危劇，脈亦應而洪濇也。宜蒼朮白虎湯分解其邪，使陽化陰施，則足部自溫，而斑疹自透矣。

蒼朮白虎湯 治濕熱內蘊，發疹發斑，脈濇洪數者。

眞茅朮（錢半，炒）、生石膏（五錢，研）、粉甘草（五分）、肥知母（錢半）、淡豆豉（錢半）、粉葛根（錢半）、廣藿梗（錢半）、白雲神（二錢，去木）、小青皮（錢半）、西湖柳（三錢），水煎去渣溫服。

濕熱內淫，傷經氣而發疹發斑，昏熱多汗，勢非輕淺。故以豉、葛、湖柳發表升陽，蒼朮、石膏清熱燥濕，甘草緩中，藿香快胃，茯神安神滲濕，青皮破滯平肝，佐知母以潤燥存陰，汗有不徹，邪有不解者乎。可見從前之汗，由於邪盛；而斯時之汗，乃由正氣所化也。此疏熱燥濕之劑，洵爲濕溫表裏不解之專方。

發斑痧疹隱疹疹累水珠論

傷風在表，肺熱而皮膚發疹。傷寒在裏，胃熱而肌肉發斑。斑屬三焦無根之火，疹屬心脾濕熱之火。古論誠然，惜未細辨也。蓋肺主皮毛，脾主肌，胃主肉。風傷肺氣，邪鬱皮膚，發爲痧子，顆粒細小，頭尖觸手。風賊脾元，邪鬱肌腠，則發痧子，高聳皮膚，頭圓光滑。風從熱見，疹色多赤。風受濕侵，疹色多白。痧子亦然。氣血不充，不能鼓邪外出，隱於皮膚之內，肌肉之間，凝眸細審，影影可見，爲隱疹。脾肺絡傷，氣不化濕，發爲水珠，觸之即消，略有水痕。脾虛邪鼓，發出紅瘰，似疹而根腳散漫，不能成粒光圓，此爲疹累。斑屬陽明，邪鬱熱熾，熱傷營血，熱聚皮膚之內，肌肉之間，兩指綳開，愈綳愈赤，輕如星布，重若綿紋，是爲陽斑。血氣不充，虛邪外鼓，則四肢脇肋略見數數，古稱蚊迹，是爲虛斑。與內傷發斑不殊。少火氣衰，生陽不振，陰邪鬱遏，傷營氣而亦令發斑，是爲陰斑。斑色淡紅，不若陽斑之明顯。如斑色不純，或藍或紫，或醬或青，或見五色，古稱葧葡瘟。其實臟氣各異，而陽明醞釀之濕熱尤倍於尋常之發斑焉。痧子宜透肌調營，兼舒脾肺。隱疹宜舒脾達邪，專調營衛。切勿誤認未透，反損元陰。水珠宜輕揚徹邪，化氣益脾。疹累之治與疹無異，但須顧慮其虛，當見益脾調營，務使元氣無傷，始能解散。治斑之要，首當疏熱存陰，徹邪扶元，此爲正治。然必細審人之清高重濁、藜藿膏粱，證之陰陽表裏，寒熱虛實，當於溫熱門求治，此活法也。如有所誤，則邪陷氣逆，變幻莫測矣。解表失時，則邪入心包，而昏冒無知。風熱傷陰，則邪得深入，而厥陰受病。筋失滋榮，則經脈攣急而搐搦痙厥。清剋傷中，則邪陷入脾而健運失職，洩瀉脹滿。邪遏清陽，則肺氣抑遏，而分布無權，痰鳴喘欬，身熱不眠。耗散亡陰，則腎水枯竭，而眞元虛憊，呼吸之間，倏然脫絕不治。

前胡疏肺飲 治身熱欬嗽，發疹發痧，脈弦浮滑者。

嫩前胡（錢半）、紅蘇子（三錢，炒）、甜杏仁（二錢，去皮）、小青皮（錢半，炒）、白茯神（二錢，去木）、生查肉（三錢）、荊芥穗（錢半）、淨蟬衣（錢半）、廣橘紅（錢半）、白蔥頭（三枚），水煎去渣溫服。

痧疹稠密身熱，痰鳴喘嗽，脈弦浮滑，舌潤白胎，當此邪盛，宜主此方溫散之。前胡疏肺散邪，兼以消痰下氣。橘紅利氣除痰，兼以表散風寒。蘇子解鬱化痰，杏仁疏痰降氣，茯神滲濕安神，青皮平肺破滯。生查化中州之滯，則痧疹自透。荊芥疏血分之風則外熱自除，蟬衣蛻皮膚之邪而痧疹化，蔥白解肺絡之邪而喘嗽寧。此冽風遏熱之劑，只可治痧疹未透而身熱痰鳴喘嗽之候。若溫氣風熱熾，當用大力子湯，而此方反爲矛戟矣。

大力子湯 治溫風熱熾，赤疹或痧，脈弦浮數者。

大力子（三錢，炒）、荊穗（錢半）、淡豆豉（錢半）、淨蟬衣（錢半）、白伏神（二錢，去木）、生查肉（三錢）、廣鬱金（錢半）、廣藿梗（錢半）、新會皮（錢半）、西湖柳（三錢），水煎去渣溫服。

風熱壅盛，痧疹不透，脈數弦浮，舌胎微白。當以荊芥疏血分之風，淡豉發少陰之汗，大力子解散風熱，淨蟬衣善蛻皮膚，生查化滯，茯神安神，新會皮理氣通滯，廣藿梗快胃和中，廣鬱金調血氣，西湖柳發痧疹。此解表散寒之劑，爲風熱不解之專方。

前胡發表飲 治寒熱喘欬，發疹發斑，脈大弦浮滯數者。

嫩前胡（錢半）、粉葛根（錢半）、淡豆豉（錢半）、甜桔梗（八分）、江枳殼（錢半，炒）、廣鬱金（錢半）、粉甘草（八分）、荊芥穗（錢半）、西湖柳（三錢），水煎去渣溫服。

風寒外束，肺胃熱壅，故寒熱無汗，喘欬發斑疹。前荊降氣疏邪，豉葛解肌發表，甜桔梗清咽膈，江枳殼瀉滯氣，廣鬱金調和血氣，粉甘草和緩中州，西湖柳以解表發斑疹也。此疏邪發表之劑，爲發斑疹風寒不解之專方。

新製犀角地黃湯 治濕熱傷血發斑，脈沉濇數者。

原生地（五錢）、烏犀角（錢半，磅）、黑山梔（錢半）、牡丹皮（錢半）、小木通（錢半）、川貝母（二錢，去心）、天花粉（三錢）、薄荷葉（錢半，泡）、生甘草（六分）、白燈心（數莖），水煎去渣溫服。

濕熱內蘊，傷營氣而身熱發斑，脈沉濇數，舌燥無津。生地滋陰壯水，犀角降火清熱，合丹皮並能涼血化斑。燈心、木通洩熱利水，花粉、川貝清胃涼心，兼能解鬱潤燥，山梔清三焦之火曲屈下行，甘草緩中州之氣協和內外，薄荷散熱，善清頭目也。此清熱化斑之劑，洵為斑熱傷營之專方。

濕溫一門，證緒繁多，僅僅四五方，似難曲盡病變之妙用。然不知此乃疫門中一證，實與溫熱門諸疫相通，方已具載，玆不復贅。

〔葛根湯見溫病〕

中暑

太陽中暑者，身熱疼重而惡寒。脈微弱，此以夏月傷冷水，水行皮中所致也。

身熱脈微，得之傷暑，暑傷乎氣也。身疼惡寒，得之傷寒，寒傷乎形也。暑為寒鬱，陽氣不伸，宜疏利調中而脈自復。合用消暑十全散。

消暑十全散 治中暑，身熱疼重，脈微弱者。

香薷穗（錢半）、紫厚朴（錢半，製）、扁豆肉（三錢）、冬白朮（錢半，炒）、粉甘草（五分）、白雲神（二錢，去木）、紫蘇葉（錢半）、新會皮（錢半）、宣木瓜（三錢）、廣藿香（三錢），水煎去渣溫服。

寒邪抑暑，脾胃受困，則身疼重，惡寒不休焉。薷、朴、豆、苓、甘草五物，香薷飲也，乃治暑之和劑。白朮健脾，會皮理氣，藿香快胃祛暑，紫蘇解表散寒，宣州木瓜以消暑和脾耳。此健脾散暑之劑，爲脾虧傷暑，兼挾外邪之專方。

太陽中暑者，發熱惡寒，身重而疼痛，其脈弦細芤遲，小便已，洒洒然毛聳，手足逆冷，小有勞，身即熱，口開前板齒燥。若發汗，則惡寒甚；加溫鍼，則發熱甚；下之則淋。

中暑挾寒，其脈弦細，或芤遲。其證發熱惡寒，身重疼痛，總是元氣有暑所傷，形體爲寒所鬱，小便後不得爽然。口開齒燥，是暑傷津液之象。汗之則表陽愈虛，故惡寒反甚；火攻則陰津愈竭，故發熱愈甚；下之則水行穀道，而成淋也。此補中益氣法，藿香露煎始爲合劑耳。

補中益氣湯 治中暑，發熱惡寒，疼重倦怠，脈弦細芤遲者。

生人參（錢半）、綿黃蓍（三錢，蜜炙）、冬白朮（錢半，炒）、炙甘草（六分）、當歸身（三錢）、新會皮（錢半）、綠升麻（三分）、軟柴胡（五分），水煎去渣溫服。

勞役之人，中氣先傷。一經中暑，則營衛不振，而發熱惡寒，倦怠疼重焉。參、蓍、朮、草益氣補中，當歸、會皮理氣養血，升麻、柴胡升清氣以解表，藿香露煎快中氣以卻暑也。此補中卻暑之劑，爲勞倦人中暑之良方。

太陽中暑，其人汗出，惡寒身熱而渴也。

暑氣內傷於臟腑，寒邪外湊於肌膚，則惡寒身熱，汗出而渴也。清暑益氣湯得之矣。

清暑益氣湯　治中暑，發熱倦怠，汗多口渴，脈軟微數者。

人參（一錢）、黃蓍（三錢，蜜炙）、茅朮（一錢，炒）、麥冬（三錢，去心）、白朮（錢半，炒）、黃柏（錢半，炒）、五味（六分）、當歸（二錢）、甘草（六分）、升麻（三分）、葛根（錢半）、青皮（錢半，炒）、神麯（錢半，炭）、澤瀉（錢半）、會皮（錢半）、生薑（三片）、大棗（三枚），水煎去渣溫服。

勞倦傷脾，濕熱不化，一經中暑，則發熱倦怠，汗多口渴焉。參蓍益氣固表，二朮燥濕強脾，黃柏清熱濟腎水，青皮破滯平肝氣，當歸養血，神麯化積，麥冬、五味生津液以保肺，升麻、葛根升清氣以解肌，澤瀉瀉濕熱降濁陰，會皮理氣化和中州，甘草之甘緩，合薑棗之辛甘，以調營衛也。更以藿香露煎，允爲益氣強脾，除濕清暑之專方。

痙病

太陽病，發汗太多，因致痙。脈沉而細，身熱足寒，頭項強急，惡寒時頭熱面赤、目脈赤、獨頭面搖，卒口禁，背反張者，痙病也。

汗多亡液，不轉屬陽明而成痙者，以發汗太驟，形身之津液暴脫，而胃家津液未乾，胃火猶未熾盛也，故變見仍是太陽表證，當滋陰以急和其裏。脈之沉細，是營微陽氣少，勿得即以爲可溫，宜炙甘草湯主之。

炙甘草湯 治血不榮筋，挾邪發痓，脈沉細數者。

人參（錢半）、炙草（錢半）、麥冬（三錢，去心）、生地（五錢）、桂枝（三分）、阿膠（三錢）、麻仁（三錢）、大棗（三枚）、生薑（三片），入酒一盃，煎去渣溫服。

血氣兩虧，不能滋榮經脈，一經外邪遏熱，則陰液愈虛，遂致角弓反張，口噤頭搖，謂之發痓。生地爲君，以滋陰血。麥冬爲臣，以生津液。炙草爲佐，以益氣也。大劑滋陰，反以甘草名方者，取其留戀膈中，載藥補虛，以安神明。神明奠位，則血脈清和，而痓自平矣。然寒涼之品，無以奉發陳蕃秀之機，必須人參、桂枝佐麥冬以通脈，兼能托解外邪。薑棗佐甘草以和營，亦是調和脾胃。膠麻佐地黃補血脈，甘草不使速下，清酒引之上行，且地黃、麥冬得酒力而更優也。

剛柔痓證

太陽病，發熱無汗，反惡寒者，名曰剛痓。太陽病，發熱汗出，不惡寒者，名曰柔痓。

此以表氣之虛實分剛柔，推其本而名之。即可知其人受病輕重，稟氣強弱，而爲之施治，庶無差謬也。柔痓炙甘草湯，剛痓桂枝加葛根湯。

〔炙甘草湯見前〕

桂枝加葛根湯即桂枝湯加葛根。

〔桂枝湯見中風〕

簡明傷寒論新編卷之三

陽明病提綱

陽明之爲病，胃家實是也。

陽明屬胃，胃實爲陽明病根。有實於未病之先者，有實於得病之後者；有風寒外束熱不得越而實者，有妄汗吐下重亡津液而實者；有本經熱盛而實者，有他經轉屬而實者。此只舉病根胃實。

陽明病外證

陽明病外證，身熱，汗自出，不惡寒，反惡熱也。

胃家實外證，身蒸蒸然，裏熱熾而達於外；汗濈濈然，從內溢而無止息。表寒已散，故不惡寒；裏熱閉結，故反惡熱。只因胃家實之病根，即見身熱自汗之外證，不惡寒反惡熱之病情，非即可下之證。必讝語、潮熱、煩躁、痛脹，纔可下耳。

陽明病證脈

陽明病，脈浮而緊者，必潮熱，發作有時；脈浮者，必盜汗出。

潮熱有時，脈浮而緊，是浮爲熱熾，緊非爲寒，盜汗爲營虛熱迫，故脈必浮而不兼他象。

傷寒三日，陽明脈大。

脈大者，兩陽合明，內外皆陽之象。陽明初受表邪，脈但浮而未大，與太陽同。三日來，熱自裏發，熱勢太盛，故脈亦應而洪大也。

脈浮而大，心下反硬，有熱。屬臟者攻之，不令發汗；屬腑者不令溲數，溲數則大便硬。汗多則熱愈，汗少則便難。脈遲尚未可攻。陽明主津液所生病，津液乾則胃家實，故禁汗與溲。夫脈之浮緊、浮緩、浮數、浮遲，皆不可攻而可汗。此浮而大，反不可汗而可攻者，以此爲陽明三日之脈，當知大爲病進，不可拘浮爲在表也。心下者，胃口，心下硬已見胃實一斑。以表脈不當見裏證，故曰反硬有熱屬臟，是指心肺有熱，攻之謂攻其熱。不令者，禁止之辭。屬腑指膀胱，膀胱熱，故溲數，不令處見當滋陰之義。汗出多，亡津液而大便硬，即汗出少亦未免大便硬而難出，其利於急攻。可知若脈遲則便非臟熱，而浮大皆爲虛脈矣。正以發明心下硬一證，有無熱屬臟爲妄攻其熱者禁耳。

不可下證

傷寒嘔多，雖有陽明證，不可攻之。

嘔多者，是水氣在上焦而津液未乾也。胃家雖實，愼不可攻，攻之恐利遂不止。腹滿嘔吐是太陰陽明相關證，胃實胃虛是陽明、太陰分別處。要知胃家實雖變證百出，不失爲生陽；下利不止，參附不能挽回，便是死陰也。

誤汗便艱證

陽明病，自汗出，若發汗，小便自利，此爲津液內竭，大便雖硬不可攻之。當須自欲大便時，宜蜜煎導而通之，若土瓜根及大豬膽汁皆可爲導。

汗出溺利，而更發其汗，乃胃中津液兩竭，必大便硬而難出，是內燥而非內熱也。祇須外潤，不可內攻。於自欲大便時，因勢蜜煎導而通之。挾熱者，土瓜根、大豬膽汁皆可爲導。

蜜煎導 治陽明無熱，胃虛便閉，脈沉者。

白蜜（七合），銅器內煎熬如飴，攪之勿令焦著可丸，捻作挺，頭銳，如指大，長二寸許，乘熱納穀道，欲大便去之。

胃虛腸結，燥便不通，故宜甘以緩之，潤以通之，是陽明無熱而胃虛便閉者，法當需此通導，則腸結解而胃氣無傷也。

大豬膽一枚，瀉汁少許，入醋，納穀道中，食頃當大便。

腸結有火，胃家無實，故宜豬膽之苦以洩之，寒以瀉之，是胃本無火，腸結挾熱者，需此外導以通洩之，則腸熱化而胃不寒也。土瓜根導亦不出苦寒通導腸結之義。

陽明傷寒證

病有得之一日，不發熱而惡寒者，雖得之一日，惡寒將自罷，即自汗出而惡熱也。

陽明自受寒邪，一日惡寒，與太陽同。至二日，寒化熱熾，即自汗出而惡熱也。若從他經轉屬，必當在六七日，而不在一二日間。

陽明病機

陽明居中土也，萬物所歸，無所復傳，始雖惡寒，二日自止，此爲陽明病也。

陽明受寒，始雖惡寒，二日自止。蓋胃爲戊土，位處中央，表裏寒熱之邪無所不歸，無所不化，皆從燥化而爲實，實則無所復傳，所以爲陽明之病根也。

太陽轉屬證

太陽病，若發汗，若下，若利小便，亡津液，胃中乾燥，因轉屬陽明。胃實，大便難，此爲陽明也。

此太陽轉屬陽明之病因，有亡津液之病機，故成此胃家實之病根也。

本經成實證

傷寒，發熱無汗，嘔不能食，而反汗出濈濈然者，是轉屬陽明也。

胃實之病機在汗出多，病情在不能食，初因寒邪外束，故發熱無汗，繼而胃陽中發，故反汗多而嘔不能食，是病在陽明而成實也。

太陰轉屬證

傷寒，脈浮緩，手足自溫者，繫在太陰。太陰者，身當發黃。若小便自利者，不能發黃。至七八日，大便硬者，爲陽明病也。

太陰轉屬陽明者，病機在小便。小便不利，是津液不行而濕土受病，病仍在太陰，身當發黃。若小便自利，則津液越出而轉屬陽明，爲燥土受病，故大便當硬也。

陽結陰結證

其脈浮而數，能食不能便者，此爲實，名曰陽結也。期十七日當劇。其脈沉而遲，不能食，身體重，大便反硬，名曰陰結也。期十四日當劇。

脈浮數爲陽盛，陽盛於胃者，名陽結。脈沉遲爲陰盛，陰盛於胃者，名陰結。陽結能食不大便，陰結不能食能大便。陽結期十七日劇，陽主進，合乎陽數之奇。陰結期十四日劇，陰主退，合乎陰數之偶。能食者過期，不能食者不及期。蓋陽結即是胃實，陰結無表證當屬之少陰，不可以身重、不能食爲陽明，而不敢溫補也。

陽明桂枝證

陽明病，脈遲，汗出多，微惡寒者，表未解也。可發汗，宜桂枝湯。

營虛受邪，腠理不密，故汗出多而微惡寒，純是表氣虛寒。汗出惡寒，同太陽桂枝證，以脈遲乃知病在陽明也。惡寒微則發熱亦微，宜桂枝湯啜熱稀粥法，和營散邪，則汗更出而營氣和，邪自解矣。

〔桂枝湯見前〕

陽明麻黃證

陽明病，脈浮，無汗而喘者，發汗則愈，宜麻黃湯。

表有風寒，脈必浮盛有力。無汗而喘者，邪盛外束，氣鬱不伸也。麻黃湯發汗，則汗出而邪外解，陽氣和，喘自平而脈自斂矣。脈證全同太陽而曰陽明者，不頭痛項強故耳。

〔麻黃湯見傷寒〕

小青龍湯合吳茱萸湯證

陽明病，反無汗而小便利，二三日嘔而欬，手足厥者，必苦頭痛。若不欬、不嘔、手足不厥者，頭不痛。

小便利者，裏無熱，反無汗者，表有寒。頭痛厥逆必因嘔欬，是表裏虛寒，胃陽不伸，而迫肺上乾也。小青龍合吳茱萸湯，兩解表裏之邪，則嘔欬止而厥逆、頭痛自平矣。

〔小青龍湯見傷寒〕

〔吳茱萸湯見少陰〕

衄血證

陽明病，口燥，但欲漱水不欲嚥者，此必衄。

陽明氣血俱多，主津液所生病。津液內竭，故口燥欲漱水，但熱迫血分而不在胃中，故不欲嚥水而衄血。可必是病陽明之經絡也，宜犀角地黃湯清降之。

〔犀角地黃湯見濕溫〕

脈浮發熱，口乾鼻燥，能食者則衄。

鼻燥發熱，爲熱傷陽明之經，能食口乾是熱迫陽明之胃。表裏交蒸，脈必浮盛有力。而血結於胃，血爲熱迫，故衄血也。桃仁承氣湯散而逐之。

〔桃仁承氣湯見太陽蓄血〕

讝語證

傷寒四五日，脈沉而喘滿，沉爲在裏，而反發其汗，津液越出，大便爲難。表虛裏實，久則譫語。

喘而胸滿，必脈浮者，病在表，可發汗。今脈沉，爲在裏，則喘滿皆屬於裏。傷寒四五日，正陽明將陷之候，反發其汗，而津液越出，則轉屬陽明，而成胃實、便難、譫語所由來，調胃承氣湯少和之。條中久則譫語，當作實則譫語，此傳寫之誤。

〔調胃承氣湯見陽明中風〕

發汗多，若重發汗者，亡其陽，譫語脈短者死，脈自和者不死。

發汗太多，津液越出，則離中之陰大虛，而陽亦外亡，故神明失措，而亦作譫語也。脈短爲元陰將脫，不勝收攝，故死。脈自和爲脈有胃氣，是知不死，安神救逆即可生全，酸棗仁湯滋養心液，以安神明也。

酸棗仁湯 治亡陽譫語，脈緩微數者。

酸棗仁（三錢，研）、懷生地（五錢）、麥冬肉（三錢，硃砂拌）、甜竹瀝（三匙，沖）、白茯神（二錢，去木）、白芍藥（錢半，炒）、北五味（錢半）、眞阿膠（三錢，蛤粉炒）、生牡蠣（三錢，研）、炙甘草（五分），水煎去渣溫服。

汗發多則心液虛，心陽外亡，故譫語也。亡陰而曰亡陽者，以心之液爲陽之汗。棗仁養心，茯神安心，所以奠神明之主；阿膠益血，白芍歛陰，所以振神明之用；生地、麥冬滋既亡之陰，牡蠣、五味收浮越之陽，炙草緩中益氣，竹瀝養液化痰。俾陰液內充，則虛陽自歛，而神明自安，譫語自寧矣。

譫語直視、喘滿者死；下利者亦死。

譫語因於陽盛，不是死證。若譫語直視，目不轉睛，是臟腑之精氣將絕，即喘而不休，肺氣已絕；滿而不運，脾氣亦絕；下利不止，乃倉廩不藏，門戶不要，皆為死證也。

夫實則譫語，虛則鄭聲，鄭聲重語也。

邪氣盛則實，實則譫語，言雖誕妄，與發狂不同，自有一種莊嚴之狀。正氣奪則虛，虛則鄭聲，語言婉轉，與譫語不同，自有一種必欲有求之狀。故仲景以重語釋之，乃見有鄭重其事而不忽其言也。

熱入血室證

陽明病，下血譫語者，此為熱入血室，但頭汗出者，刺期門，隨其實而瀉之，濈然汗出則愈。

熱鬱陽明，陷入血室，血下則陽熱上浮，而神明被擾，故神識無主，語言譫妄也。但頭汗出，刺期門，期門乃肝之募，瀉其熱而通其經，則汗得遍身而蓄熱外洩，下血自止，而譫語無不自已。黑膏梔子法亦可以已。

梔子豉湯 治陽明挾熱，脈弦長者。

梔子（三錢）、淡豉（三錢），水煎去渣溫服。

胃熱乘肝，陷入血室，故下血譫語，為邪熱入於血室也。梔子除內煩，淡豉洩外熱，君以黑膏，則陽明之血熱自解，而譫語自止矣。

婦人中風，發熱惡寒，經水適來，得之七八日，熱除而脈遲身涼。胸脇苦滿，如結胸狀，讝語者，此爲熱入血室也。當刺其門，隨其實而瀉之。

中風經至，發熱惡寒，當先解其外，至七八日，熱除身涼，反胸脇滿而非結胸，發讝語而非胃實。脈遲爲在臟，是血結於肝，而堵塞神明也，此爲熱入血室。刺期門以瀉結除滿，則結血化而讝語自己。小柴胡加赤芍、生地亦已。

〔小柴胡湯見少陽〕

婦人傷寒發熱，經水適來，晝則明了，夜則讝語，如見鬼狀，此爲熱入血室，無犯胃氣及上下焦，必自愈。

傷寒發熱，見婦人中風傷寒，皆有熱入血室證。發熱不惡寒，是病在陽明。讝語不因胃實，是肝虛魂不安而妄見，故如見鬼狀。病在血分，故晝則明了，夜則誕妄也。不得妄下，以傷中焦之胃氣；亦不能妄汗，以傷上焦之清陽。刺之出血，以傷下焦之眞陰。當養血清魂，而讝語自已。黑逍遙合舉輕古拜散主之。

黑逍遙散 治熱入血室，脈數弦虛者。

懷生地（五錢）、軟柴胡（五分）、白芍藥（錢半，炒）、當歸身（三錢）、冬白朮（錢半，製）、白雲神（二錢，去木）、粉甘草（五分）、炒蕖葉（三錢），水煎去渣溫服。血熱加梔、丹。

傷寒經至血虛，邪熱陷於血室，故晝則明了，夜則讝語。見鬼，亦爲熱入血室。歸芍斂陰養血；朮草健中生血；柴胡升陽散熱，肝木得遂條達之性；茯神滲熱安神，心氣亦致和平之德；生地黃滋陰益血，腎水有既濟之功；炒荷葉升陽和血，肝陰有轉舒之炒，俾水潤木榮，心脾得滋養之力，更合黑荊，則血室清而魂自藏，外熱解而譫語自己。又益梔、丹以平血中之熱，何患邪有不解，熱猶陷入血室乎？

舉輕古拜散 治崩滿吐衄，脈浮者。

荊芥穗（三兩，炒黑），爲末，水調三錢。亦可入煎劑。

經受外邪，遏熱迫血，故血從諸竅溢出，宜隨上下，以酌湯治之。荊芥理血疏風，炒黑專入血分，力能和血止血，以疏血中之邪，專止吐、衄、崩、漏挾邪之血，因方製劑，無不獲效。

陽明中風證

陽明中風，口苦咽乾，腹滿微喘，發熱惡寒，脈浮而緊，若下之，則腹滿，小便難也。

微喘惡寒，脈浮而緊，同太陽麻黃證；口苦咽乾，又似太陽少陽合病；更兼腹滿，又似太陽、太陰合病，何以名爲陽明中風耶？以無頭項強痛，則不屬太陽；不耳聾目赤，則不屬少陽；不腹痛自利，則不屬太陰。是知口爲胃竅，咽爲胃門，腹爲胃室，喘爲胃病無疑，今雖惡寒，二日自止，脈之浮緊，亦陽明潮熱有時之候，此陽明初病，在裏之表，若以腹滿爲胃實而下之，則腹更滿而小便難，大便反易矣。當以小柴胡合梔豉湯主之。

〔小柴胡湯見少陽〕

〔梔豉湯見前熱入血室證〕

陽明中風，脈弦浮大，而短氣，腹部滿，脇下至心痛，久按之氣不通，鼻乾不得汗，嗜臥，一身及面目悉黃，小便難，有潮熱，時時噦，耳前後腫，刺之小差，外不解，病過十日，脈弦浮者，與小柴胡湯；脈但浮，無餘證者，與麻黃湯；若不尿，腹滿加噦者，不治。

中風二字，便藏表熱在內。刺之，是刺足陽明，隨其實而瀉之。脈弦浮者，向之浮大，減小而弦尚存，故可與小柴胡以解外，脈但浮而不弦大，則非陽明、少陽脈，無餘證則諸藥悉罷。惟太陽之表未散，故可與麻黃湯以解外。若不尿，腹滿加噦，此是內不解。小便難者，竟至不尿，是化源已絕也。腹部滿者竟不減，脾氣敗而不運也。時時噦者更加噦，而胃氣敗絕。均不可治也。此陽明中風之劇者，兼太陽少陽兩經證。

〔小柴胡湯見少陽〕

〔麻黃湯見太陽〕

陽明中寒證

陽明病，若能食，名中風，不能食，名中寒。

風爲陽邪，故能食；寒爲陰邪，故不能食。以能食不能食別風寒，亦以見陽明之虛實也。此陽明初受表邪，先辨胃家虛實，爲診家著眼處。

陽明病，若中寒，不能食，小便不利，手足濈然汗出，此欲作固瘕。必大便初硬後溏。所以然者，以胃中冷，水穀不別故也。

胃陽盛，則中熱而消穀；胃陽虛，則中寒而不能食。

固瘕，即初硬後溏之謂。肛門雖固結，而腸中不全乾也。溏即水穀不別之故。胃中寒，不能化液，故小便不利；胃中虛，不能攝液，故手足濈然汗出耳。理中湯加烏梅以溫理之。

〔理中湯見太陰〕

陽明病，脈遲腹滿，食難用飽，飽則微煩，頭眩，必小便難，此欲作穀疸。雖下之，腹滿如故。所以然者，脈遲故也。

食難用飽，因於腹滿，腹滿因於小便難，頭眩又因於食飽耳。此胃虛寒滯，遏濕於中，故食入則胃氣不化而煩，清陽不升而眩，濁陰不降而腹滿小便難也。身體盡黃，名曰穀疸。不用五苓合枳實理中，而反以茵陳湯下之，則脈遲，爲在臟，脾氣愈傷，故腹滿不減而如故。

〔五苓散見太陽〕

枳實理中湯 治穀疸腹滿脈遲者。

於潛朮（錢半，炒）、小枳實（八分，炒）、炮薑炭（八分）、白茯苓（三錢）、甘草灰（五分），水煎去渣溫服。

胃虛寒伏，遏濕於中，則中氣不化，而腹滿小便難，故身體淡黃，名曰穀疸。於朮健脾，枳實破滯，炮薑合草灰溫中氣以化濕袪寒，茯苓佐草灰脾濕以安中除滿也。必偶之以五苓，則清升濁降，而小便自利，穀疸自痊矣。

〔茵陳湯即茵陳蒿湯，見瘀熱發黃〕

除中證

傷寒脈遲，六七日，而反與黃芩湯徹其熱。脈遲爲寒，今與黃芩湯復徹其熱，腹中應冷，當不能食。今反能食，此爲除中，必死。

傷寒是熱發於表，脈遲爲寒伏於中，與黃芩湯，更清在表之內熱，則熱去寒起，而胃陽不支，假穀氣以自救，反能食者，名除中，必死；不能食者，爲寒中，宜桂枝人參湯溫之。

〔桂枝人參湯見太陽〕

梔子豉湯證

陽明病，脈浮而緊，咽燥口舌，腹滿而喘，發熱汗出，不惡寒反惡熱，身重。若發汗則躁，心憒憒而讝語。若加燒鍼，心怵惕煩躁不得眠。若下之，則胃中空虛，客氣動膈，心中懊憹，舌上胎者，梔子豉湯主之。

此陽明半表裏證。邪已入腹，不在營衛之間，故妄汗則腎液虛而發躁，心液亡而憒憒，且胃亡津液，則無以榮潤腸腑，而大便燥硬，讝語身重。若溫鍼，則心恐懼而怵惕，煩躁不得眠也；下之則胃中空虛，客氣動膈，故心中懊憹不安。脈雖浮緊，舌有胎，是心中蓄熱不散。宜梔子豉湯兩解表裏之邪，外而自汗、惡寒、身重可除，內而喘滿、咽乾、口苦自解矣。

〔梔豉湯見熱入血室〕

白虎加人參湯證

若渴欲飲水，口乾舌燥者，白虎加人參湯主之。

燥渴欲飲水，是熱已入胃，用白虎加人參湯瀉胃火而扶元氣。

白虎加人參湯 治燥渴飲水，舌燥口乾，脈洪大者。

石膏（五錢）、人參（八分）、甘草（五分）、知母（錢半）、粳米（一撮），水煎去渣溫服。

胃熱熾盛，津液頓亡，故脈洪大，大煩大渴，欲飲水數升也。生石膏大寒，瀉胃火而津液生；肥知母辛寒，瀉肺火以潤腎燥；甘草緩寒藥之性，用爲舟楫，而沉降之性始得留戀於胃；粳米奠安中宮，培形氣而生津液，使陰寒之品庶無傷損脾胃之虞；更加人參者，以氣爲水母，於大寒劑中，扶元氣生津血也。此湯入胃，輸脾歸肺，則津液四布，而胃熱頓除，大煩大渴可解，脈之洪大亦無不斂矣。

豬苓湯證

若脈浮發熱，渴欲飲水，小便不利者，豬苓湯主之。

脈浮渴飲，是熱已傷陰，發熱、小便不利，乃濕熱漬於水腑也。用豬苓湯益陰化氣，則熱渴解而小便自利矣。

豬苓湯 治發熱口渴，小便不利，脈浮者。

豬苓（錢半）、茯苓（錢半）、澤瀉（錢半）、滑石（三錢）、阿膠（五錢，化沖），水煎去渣，納膠溶和服。

發熱渴飲，小便不利，是濕熱內淫，陰津虧少，不能上奉以退蒸也。豬苓、茯苓滲濕化氣，理水之源；澤瀉、滑石滲濕利水，清水之用；阿膠乃血氣之屬，是精不足者補之以味。以此滋陰利水，則水升火降，而小便無不利，渴熱無不除矣。

梔子豉湯證

梔子甘草湯證

梔子生薑豉湯證

發汗吐下後，虛煩不得眠，若劇者，必反覆顛倒，心中懊憹，梔子豉湯主之。若少氣者，梔子甘草豉湯主之。若嘔者，梔子生薑豉湯主之。

虛煩是陽明之壞病，懊憹一證，以概憒憒怵惕，是虛煩之象。反覆顛倒，切肖不得眠之狀。心居胃上，即陽明之表，此心病皆爲陽明表邪，故製梔豉湯因而越之。若少氣，加甘草以益氣；若嘔，加生薑以散邪。是從虛煩中細細別出。

〔梔子豉湯見熱入血室〕

梔子甘草豉湯 治虛煩少氣，脈浮數者。

梔子（錢半）、淡豉（錢半）、甘草（錢半），水煎去渣溫服。

虛煩是熱乘心膈，少氣是熱傷氣化，此病在胸中，乃陽明裏之表證。梔子苦能洩熱，寒能勝熱，其形象心，色赤通心，故主治心中上下一切證；豆形象腎，色黑通腎，製而爲豉，輕浮上行，能使心腹之濁邪上出於口外，散於肌肉也；一吐而心腹得舒，則表裏之煩熱悉除。熱傷氣者少氣，加甘草以益氣，而氣自調耳。

梔子生薑豉湯 治虛煩多嘔，脈數弦浮者。

梔子（錢半）、淡豉（錢半）、生薑（五分），水煎去渣溫服。

虛熱相搏者，胃氣不順而多嘔。加生薑以散逆止嘔，而虛熱自平，胃氣自調，嘔無不除矣。

梔子乾薑湯證

傷寒，醫以丸藥大下之，身熱不去，微煩者，梔子乾薑湯主之。

攻裏不遠寒，用寒藥大下之，寒氣留中，可知心微煩而身熱不去，裏寒格熱之象也。梔子乾薑湯主治之。

梔子乾薑湯 治身熱微煩，脈沉者。

梔子（錢半）、乾薑（三錢），水煎去渣溫服。

裏寒格熱，故心中煩而身熱不去，乃誤下之變也。用梔子以解內煩，倍乾薑以逐裏寒，而表熱自散。

梔子厚朴湯證

傷寒下後，心煩腹滿，起臥不安者，梔子厚朴湯主之。

心煩則難臥，腹滿則難起。起臥不安，是心熱移胃，與反覆顛倒之虛煩不同。梔子厚朴湯主治之。

梔子厚朴湯 治心煩腹滿，起臥不安，脈弦者。

梔子（三錢）、厚朴（錢半，製）、枳實（錢半，炒），水煎去渣溫服。

邪熱內乘，中氣不化，故心煩腹滿，起臥不安，是太陰陽明相關證也。梔子以治煩，枳實以洩滿。此兩解心腹之劑，小承氣之先著歟。

梔子柏皮湯證

傷寒，身熱發黃者，梔子柏皮湯主之。

寒傷於表，陽氣拂鬱，則汗不得出，熱不得越，而發黃者，是胃火蒸騰於經絡，黃色外見於皮膚也。斯時寒已化熱，宜用梔子柏皮湯，以苦泄之。

梔子柏皮湯 治身熱發黃，脈數者。

梔子（三錢）、柏皮（錢半）、甘草（五分），水煎去滓溫服。

內熱蒸騰，表氣拂鬱，則熱瘀經絡，而汗不得出，熱不得越，故發黃也。梔子以治內煩，柏皮以洩外熱，甘草和中，則熱解氣調，而黃自退矣。

凡用梔子湯，病人舊微溏者，不可與服之。

向來胃氣不實，雖梔子亦當禁用。

瓜蒂散證

病如桂枝證，頭不痛，項不強，寸脈微浮，胸中痞硬，氣上沖咽喉不得息者，此爲胸有寒也。當吐之，宜瓜蒂散。

病如桂枝證，但頭不痛，項不強，便非太陽中風證。未經汗下而胸中痞硬，更非結胸瀉心。是邪中於面，則入陽明，故寸脈微浮，鼻鳴發熱，汗出惡風者，似病在表之表。乃病在胸中，氣上沖不得息，而又邪中於膺，亦入陽明，是病在裏之表，則胸寒結而不散，胃陽鬱而不伸。故用瓜蒂散因而越之，胃陽得升，寒邪自散，得裏之表和，而表之表亦解矣。

瓜蒂散 治胸中痞硬，寸脈微浮者。

赤小豆（一兩）、甜瓜蒂（一兩），別搗篩，合治之。以三錢用豉一兩煮稀糜，去滓取汁和散，溫服。得吐乃止。亡血、虛家不可與。

邪結陽明，心氣不降，故胸中痞硬，氣上沖咽喉不得息也。瓜蒂色青，象東方甲木之化，得春升生發之機，能提胃中陽氣，除胸中實邪，爲吐劑中第一品。其性走而不守，必得穀氣以和之；赤小豆象心，甘酸可以保心氣；黑豆像腎，製而爲豉，能令腎家之精氣上交於心，胸中之濁氣外出於口；快吐而不致傷神，奏功之捷勝於汗下也。

四逆湯證

少陰病，飲食入口則吐，心中溫溫欲吐，復不能吐，始得之，手足寒，脈弦遲者，此胸中實，不可下也，當吐之。若胸上有寒飲，乾嘔者，不可吐也，當溫之，宜四逆湯。

飲食入口即吐，原非少陰虛寒，心下溫溫欲吐，溫上則復不能吐。此寒結胸中，熱蓄心下，宜瓜蒂散。因其高而越之，則邪從吐解矣。若膈上有寒飲，與心下溫不同；反乾嘔，與飲食即吐不同，宜四逆湯溫之。可知手足寒、脈弦遲有心溫、膈寒二證，治分天壤，診家須著眼。

〔四逆湯見少陰〕

太陽病，當惡寒發熱，今自汗出，不惡寒發熱，關上脈細數者，以醫吐之過也。此爲小逆。一二日吐之者，腹中饑，口不能食；三四日吐之者，不喜糜粥，欲食冷食，朝食暮吐，以醫吐之所致也。

太陽病，當發汗而反吐之，則膈氣內傷，自汗反出，關上脈細數也，惡寒發熱雖除，頭項強痛仍在，猶未至不能飲食，尚爲小逆。一二日熱正在表，誤吐而邪未盡陷，饑不能食。三四日熱發於裏，誤吐而胃陽已亡，不喜穀食，反喜瓜果，是爲除中，朝食暮吐，此爲大逆。

白虎湯證

傷寒脈浮，發熱無汗，其表不解者，不可與白虎湯。渴欲飲水，無表證者，白虎加人參湯主之。

脈浮、發熱、無汗，是傷寒之表未解，故不可清火。若外熱已解，是無表證，渴欲飲水，熱已內攻，當用白虎加人參，是瀉火而益元氣也。俾火熱自化，則煩渴自除矣。

〔白虎加人參湯見前〕

服桂枝湯，大汗出後，大煩渴不解，脈洪大者，白虎加人參湯主之。

大汗出後，表邪已解。大煩渴、脈洪大是裏熱已熾。用白虎加人參，乃瀉火益元而止煩渴也。

〔白虎加人參湯見前〕

傷寒，無大熱，口燥渴，心煩，背微惡寒者，白虎加人參湯主之。

表無大熱，見微熱猶在；背微惡寒，見惡寒將罷。口燥心煩，渴欲飲水，此表邪將解已輕，裏熱熾已甚。急用白虎加人參，則裏和而表自解矣。

〔白虎加人參湯見前〕

傷寒若吐若下後，七八日不解，熱結在裏，表裏俱熱，時時惡風，大渴，舌上乾燥而煩，欲飲水數升者，白虎加人參湯主之。

傷寒七八日不解，是當汗不汗，而反行吐下，津液頓亡。表雖不解，裏熱已甚也。表裏俱熱，是太陽陽明併病，然時時惡風，則有時不惡，表亦將解，與背微惡寒同。煩躁、舌乾、大渴爲陽明證；欲飲水數升者，是熱甚而津液大傷。急當救裏，以存津液，當用白虎加人參，則裏和而表自解，故不須兩解之法。

〔白虎加人參湯見前〕

三陽合病，腹滿身重，難以轉側，口不仁而面垢，遺尿，發汗則讝語，下之則額上出汗，手足冷。若自汗出者，白虎湯主之。

此陽明病而略兼太、少。胃氣不通，故腹滿；無氣以動，故身重難以轉側，是少陽樞機不利；津液不行於口，故口不仁；陽氣不行於面，故面垢耳；遺尿者，膀胱不約也。雖三陽合病，而陽明居多，妄汗則津竭而讝語，妄下則亡陽而頭汗厥冷；自汗出爲內熱所蒸，必煩渴脈洪，可用白虎而諸證悉平。玩無氣身重，則白虎湯中不當去參，無疑此亦傳寫之誤。

〔白虎湯見前不加人參即是〕

傷寒脈滑而厥者，裏有熱也，白虎湯主之。

厥而脈滑，病屬傷寒，是邪熱閉結於裏，陽氣不行於表也。此陽極似陰之證，全憑脈以辨之。然必煩渴引飲，能食，大便難，乃可用白虎湯以解之。

〔白虎湯見前〕

茵陳蒿湯證

陽明病，發熱汗出，此爲熱越，不能發黃也。但頭汗出，身無汗，劑頸而還，腹滿，小便不利，渴引水漿，此爲瘀熱在裏，身必發黃，茵陳蒿湯主之。

陽明多汗，汗出則熱得外洩，不能發黃也。但頭汗劑頸，身無汗，則熱不得越。腹滿，小便不利，渴飲水漿，是瘀熱在裏不化，故身必發黃也。宜茵陳蒿湯，通大便而瘀熱自化，利小便而發黃自退矣。

茵陳蒿湯 治瘀熱發黃，脈沉數者。

茵陳（三錢）、大黃（三錢）、梔子（三錢），水煎去渣溫服。大便利腹自減，尿如皀角汁狀，色正赤，黃從小便去。

陽明瘀熱在裏，熱不得越，故腹滿便難，身必發黃也。茵陳蒿歷遍冬霜之氣，能除瘀熱留結，佐梔子以通水源而小便利；大黃蕩滌胃熱，令瘀熱從大便洩，則小便亦快，而腹滿無不減，發黃無不退矣。此亦引而竭之之法。

寒濕發黃證

傷寒發汗已，目爲黃，所以然者，以寒濕在裏不解故也。不可下，於寒濕中求之。

傷寒固宜發汗，發之而身目反黃者，熱解而寒濕不解也。身目黃而面不黃，以此知繫在太陰。當溫中散寒而除濕，於眞武、五苓輩求之。

〔眞武湯見少陰〕

〔五苓散見太陽〕

承氣湯證

傷寒不大便六七日，不惡寒反惡熱，頭痛身熱者，與承氣湯。

得病便不大便，見胃家先已挾實。至六七日，頭痛身熱不解，不惡寒反惡熱，乃陽邪更實於裏，是太陽陽明合病，已屆經盡之期，可與調胃承氣湯，攻其裏而表自解，不必慮頭痛身熱爲有表也。

調胃承氣湯 治頭痛身熱，惡熱便閉，脈沉實數者。

大黃（三錢）、炙草（錢半）、芒硝（錢半），水煎去渣，少少溫服，得汗利爲度。

兩陽合病，邪熱已實於裏，故頭痛、身熱、惡熱、便閉，爲表裏俱熱也。大黃蕩熱以通地道，芒硝瀉實以潤燥結，炙草緩中以益胃氣，推陳之中仍寓致新之意，一攻一緩，調胃之法備矣。胃調則諸氣皆順，而兩經之邪熱無不自解，故亦以承氣名之也。

病人煩熱，汗出則解，又如瘧狀，日晡發熱者，屬陽明也。脈實者，宜下之，與承氣湯。

煩熱自汗，似太陽欲解；寒熱如瘧，似少陽欲解；繼而日晡潮熱，此爲轉屬陽明也。脈已沉實，可與調胃承氣湯下之，當與六七日不大便衆看。

〔調胃承氣湯見前〕

太陽病三日，發汗不解，頭不痛，項不強，不惡寒反惡熱，蒸蒸發熱者，屬胃也，調胃承氣湯主之。

病甫三日，已經發汗，邪氣得洩，則發熱當解而不解，是內熱反熾，必其人胃陽素旺，因發汗亡津液，而轉屬陽明也。故頭不痛，項不強，見太陽證已罷；不惡寒反惡熱是陽明證已著，可與調胃承氣湯，調其胃而蒸熱自解。要知日數不必拘，當在脈證上講求。

〔調胃承氣湯見前〕

若胃氣不和，讝語者，少與調胃承氣湯。

讝語是胃熱所發。調胃承氣乃下其熱，而讝語自已。少與者，即調之之法。

〔調胃承氣湯見前〕

小承氣湯證

太陽病，若吐，若下，若發汗，微煩，小便數，大便因硬者，小承氣湯和之愈。

太陽之壞病，而轉屬陽明，微煩，小便數，大便尚不當硬，因妄治亡津液而然。故用小承氣，以潤其燥而和其胃也。

小承氣湯 治大便硬微煩，脈弦實數者。

大黃（三錢）、厚朴（錢半，製）、枳實（錢半，炒），水煎去渣溫服。得大便勿再服。

太陽病不解，因治壞而轉屬陽明，故微煩，小便數，大便因硬而閉結不通也。大黃通地道，枳實消痞實，厚朴除脹滿。名之曰小，味少力緩，製小其服耳。

大承氣湯證

得病二三日，脈弱，無太陽、柴胡證，煩躁，心下硬，至四五日，雖能食，以小承氣湯少少與，微和之，令小安。至六日，與承氣湯一升。若不大便六七日，小便少者，雖不能食，但初頭硬，後必溏，未定成硬，攻之必溏。須小便利，屎定硬，乃可攻之，宜大承氣湯。

得病二三日，尙在三陽之界，脈弱恐爲無陽。無太陽少陽證，則病不在表；而煩躁、心下硬，是陽邪已入陽明之裏；四五日尙能食，則胃中無寒，而便硬可知。少與小承氣微和胃氣，令煩躁少安。不竟除之者，以脈弱，恐大便易動故也。六日與後小承氣，而七日仍不大便，脈必不弱，是爲胃家實之徵。驗小便若少，雖不能食，爲胃有燥屎，恐津液還入胃中，但初頭硬後必溏。得小便利，屎定硬，乃可用大承氣下之。下之若早，語言必亂，以脈弱爲太陽中風，能食爲陽明中風也。

大承氣湯 治腹脹，小便利，屎定硬，脈實數大者。

大黃（三錢）、厚朴（錢半，製）、芒硝（三錢）、枳實（錢半），水煎去渣溫服。得下勿再服。

病六七日不大便，堅實腹脹，及讝語、潮熱、煩躁，均宜以此攻之。黃大蕩滌熱實，芒硝軟硬攻堅，枳實消痞，厚朴除滿。承氣曰大，味多力猛，製大其服也。

陽明病，脈遲，微汗出，不惡寒者，其身必重，短氣，腹滿而喘，有潮熱者，此外欲解，可攻裏也。手足濈然而汗出者，此大便已硬也。大承氣湯主之。若汗多，微發熱惡寒者，外未解也，其熱不潮，不可與承氣湯。若腹大滿不通者，可與小承氣湯，微和胃氣，勿令大洩下。

脈遲未可攻，恐爲無陽，恐爲在臟，故必表證悉罷，裏證畢具，方可大承氣攻下。汗出多而微惡寒者，是表證仍在，雖大滿不通，只可小承氣微和胃氣，勿令大洩下。胃實諸證，以手足汗出爲可據，而潮熱尤爲親切。

〔大承氣湯見前〕

〔小承氣湯見前〕

陽明病，潮熱，大便硬者，可與大承氣湯。不硬者，不可與之。若不大便六七日，恐有燥屎。欲知之法，少與小承氣湯，湯入腸中轉矢氣者，此有燥屎，乃可攻之。若不轉矢氣者，此但初頭硬後必溏，不可攻之，攻之必脹滿不能食也。欲飲水者，與水則噦，其後發熱者，必大便硬而少也。以小承氣湯和之，不轉矢氣者，愼不可與也。

此必因脈之遲弱，即潮熱尚不足據，又立試法，如無燥屎而攻之，則胃家虛脹而不能食，故雖潮熱、便硬而少也。要知不轉矢氣者，即渴欲飲水而不可與，況攻下乎？以小承氣爲攻，仍以小承氣爲和，總是愼用大承氣耳。

〔大承氣湯同小承氣湯俱見前〕

陽明病，譫語，發潮熱，脈滑而疾者，小承氣湯主之。因與承氣湯一升，腹中轉矢氣者，更服一升。若不轉矢氣者，勿更與之。明日不大便，脈反微濇者，裏虛也，爲難治，不可更與承氣湯也。

脈滑而疾，爲有宿食；譫語潮熱，下證已具。與小承氣試之，不轉矢氣者，宜爲易動。明日仍不大便，乃胃家似實，而脈反微濇，是陽證反見陰脈，元氣衰而邪不受制也，故爲難治。

〔小承氣湯見前〕

傷寒，若吐若下後不解，不大便五六日，上至十餘日，日晡所發潮熱，不惡寒，獨語如見鬼狀。若劇者，發則不識人，循衣摸床，惕而不安，微喘直視，脈弦者生，濇者死。微者，但發熱譫語，大承氣主之。若一服利，止後服。

壞證有微劇。微者，是邪氣實，當以下解，一服利，止後服，只攻其實，無乘其虛也。劇者，是邪正交爭，當以脈辨其虛實，弦脈象長，是邪氣實，不失爲下證，故生；濇脈象短，是正氣虛，不勝更下，故死。如見鬼狀獨語，與鄭聲譫語不同，乃邪氣盛而神明不治耳。潮熱，不大便，不惡寒，是邪實於胃，尚爲可下；目直視不識人，循衣摸床，此潮熱時事，故勿斷爲死，而以大承氣湯下之，則病從下解矣。

〔大承氣湯見前〕

陽明病，其人多汗，以津液外出，胃中燥，大便必硬，硬則譫語，小承氣湯主之。若一服譫語止，更莫復服。

陽明主津液所生病，故陽明病必多汗。多汗是胃燥之因，便硬是語之由，一服譫語止，大便雖未利，而胃家濡潤可知。承氣雖小，不必更服，以傷胃氣也。

〔小承氣湯見前〕

下利譫語者，有燥屎也，宜小承氣湯。

下利是大腸虛，譫語是胃氣實，胃實腸虛，只須大黃以攻實，無庸芒硝以軟堅也，故宜小承氣湯。

〔小承氣湯見前〕

汗出譫語者，以有燥屎在胃中，此爲風也，須下之，過經而可下之。下之若早，語言必亂，表虛裏實故也。下之則愈，宜大承氣湯。

汗多亡津，胃實則譫語，以有燥屎在胃中，而本於中風，過經乃可下之。下之若早，表以早下而虛熱不解，裏以早下而胃家不實，如十三日不解，過經下利而譫語，日晡潮熱，脈實沉數者，宜大承氣下之，而譫語自已。

〔大承氣湯見前〕

陽明病，譫語有潮熱，反不能食者，胃中必有燥屎五六枚也，宜大承氣湯下之。若能食者，但硬耳。

初能食，反不能食，胃實可知。若能食，大便硬，是腸實而胃未實，恐本中風，未可下也。譫語潮熱畢具，始宜大承氣下之耳。

〔大承氣湯見前〕

病人不大便五六日，繞臍痛，煩躁，發作有時者，此有燥屎故也。

五六日不大便，是陽邪已入於胃，二腸附臍，故繞臍痛，以有燥屎故也；煩躁有時，謂日晡潮熱之時。當下之，宜大承氣湯。

〔大承氣湯見前〕

大下後，六七日不大便，煩不解，腹滿痛者，此有燥屎也。所以然者，以本有宿食故也，宜大承氣湯。

得病時本有宿食，故大下之後，仍能大實，痛隨利減，故宜大承氣湯。

〔大承氣湯見前〕

腹滿不減，減不足言，當下之，宜大承氣湯。

下後無變證，則非不當下。腹滿不減，下之未盡也。當更下之，宜大承氣湯。

〔大承氣湯見前〕

發汗不解，腹滿痛者，急下之，宜大承氣湯。

表雖不解，邪甚於裏，急當攻裏，故宜大承氣湯，裏和而表自解矣。

〔大承氣湯見前〕

二陽併病，太陽證罷，但發潮熱，手足濈濈汗出，大便硬而讝語者，下之則愈，宜大承氣湯。

二陽併病，見太陽未罷時，便有可下之證，今太陽已罷，則種種皆陽明下證也，宜大承氣湯。

〔大承氣湯見前〕

陽明病，發熱汗多者，即下之，宜大承氣湯。

發熱汗出，恐其亡陽，當急下以存津液，宜大承氣湯，則裏和而熱解，汗自止矣。

〔大承氣湯見前〕

傷寒六七日，目中不了了，睛不和，無表裏證，大便難，身微熱者，此爲實也。急下之，宜大承氣湯。

傷寒七日不愈，陽邪已實於裏。目不了了，由睛不和，身微熱，見大便已去，無表證也。不煩躁口渴，是無裏證。惟大便難爲胃實。胃家既實，必濁邪上升，清氣閉塞，大承氣急下之，則濁陰出下竅，清陽走上竅矣。

〔大承氣湯見前〕

少陰病，得之二三日，不大便，口燥咽乾者，急下之，宜大承氣湯。

熱淫於內，腎水枯涸，因轉屬陽明。胃火上炎，故口燥咽乾。急下之，則火歸於坎，而津液自升，大便自潤矣。此若非本有宿食，何得二三日便當急下如此。

〔大承氣湯見前〕

少陰病，自利清水色純青，心下必痛，口燥舌乾者，急下之，宜大承氣湯。

自利而渴者屬少陰，自利清水時必心下痛，必口燥舌乾，是土燥火炎，水去而穀不去，母病及子，故色純青也。大承氣急下之，雖是通因通用，其實仍是通因塞用。

〔大承氣湯見前〕

少陰病六七日，腹脹不大便者，急下之，宜大承氣湯。

六七日當解不解，因轉屬陽明，是臟氣實而不能入則還之於腑，急攻之，所謂已入於腑者，可下也。

〔大承氣湯見前〕

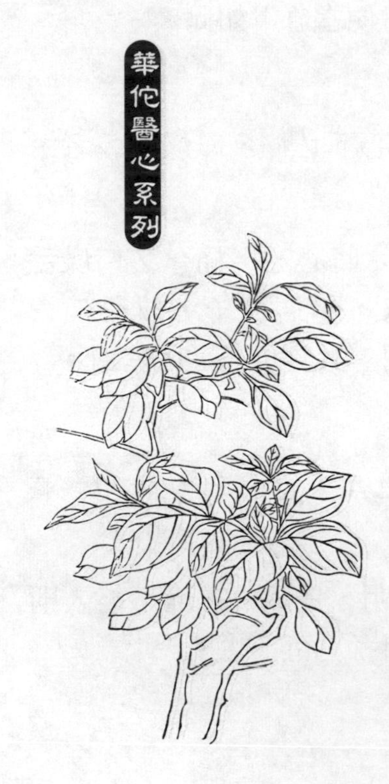
華佗醫心系列

開卷有益・擁抱書香

簡明傷寒論新編卷之四

少陽病提綱

少陽之爲病，口苦、咽乾、目眩也。

少陽居半表半裏，口、咽、目不可謂表，不可謂裏，是表入裏、裏出表也，正是半表半裏，開之可見，合之不見，恰合樞機之象，爲少陽一經之綱領。苦、乾、眩三者，皆相火上走空竅而爲病，兼風寒雜病言，但見一證即是，不必悉具。

少陽傷寒證

傷寒，脈弦細，頭痛發熱者，屬少陽。少陽不可發汗，發汗則譫語，此屬胃，胃和則愈，胃不和則煩而躁。

少陽初受寒邪，病全在表，故頭痛發熱，與五六日而往來寒熱之半表不同。弦爲春脈，細則少陽初出之象。少陽少血，不可發汗，發汗則津液越出，必胃燥而譫語，若兼煩躁，則爲胃實矣。

少陽中風證

少陽中風，兩耳無所聞，目赤，胸滿而煩者，不可吐下，吐下則悸而驚。

少陽經絡縈於耳，會於頭，循於胸中，爲風木，主相火。風中其經，則風動火炎，故耳聾目赤，胸滿而煩也。少陽主膽，膽無出入，津液重亡，膽虛心亦虛，故悸，膽虛肝亦虛，則驚。雖不言脈，可知其必弦而浮。

少陽病欲罷脈

傷寒三日，少陽脈小者，欲已也。

少陽受病，當三四日發。傷寒三日，脈弦細，屬少陽。小即細也。脈小而無頭痛發熱，是少陽經中邪氣欲罷耳。

太陽少陽併病

太陽與少陽併病，脈弦，頭項強痛，或眩冒，時如結胸，心下痞硬者，當刺大椎第一間，肺俞、肝俞，愼不可發汗，發汗則讝語，若讝語不止，當刺期門。

脈弦屬少陽，頭項強痛屬太陽，眩冒、結胸、心下痞，則兩陽之併病也。病在經脈，非刺法不足以言巧。肺俞屬太陽，肝俞屬少陽，刺之則兩經之邪並解。若妄汗，則津液越出，必胃燥而讝語，宜肅膽腑，以解兩經之邪，柴胡桂枝湯加牡蠣主之。

〔柴胡桂枝湯見太陽中風〕

太陽少陽併病，而反下之，或結胸，心下硬，下利不止，水漿不下，其人心煩。

併病在兩陽而反下之，如結胸者，成眞結胸，結胸法當下。今下利不止，水漿不入，是陽明闔病於下，太陽開病於上，少陽樞機無主，其人心煩，正是結胸證具，煩躁者，死也。

小柴胡湯證

傷寒五六日，中風，往來寒熱，胸脇苦滿，默默不欲飲食，心煩喜嘔，或胸中煩而不嘔，或渴，或腹中痛，或脇下痞硬，或心下悸、小便不利，或不渴、身有微熱，或欬者，小柴胡湯主之。

少陽自受寒邪，陽氣衰少，既不能退寒，又不能發熱，至五六日，鬱熱內發，始與寒氣相爭，而往來寒熱一也。若太陽傷寒，過五六日，陽氣始衰，餘邪未盡，轉屬少陽，而往來寒熱二也。風爲陽邪，少陽爲風木，一中於風，使往來寒熱，不必五六日而始見，三也。少陽脈循胸脇，邪入其經，故苦滿。膽氣不舒，故默默。木邪犯土，故不欲飲食，相火內熾，故心煩。邪正相爭，故寒熱往來而喜嘔也。少陽爲樞，立方重在半裏，而柴胡所主，又在半表，故小柴胡爲和解表裏之主方。

小柴胡湯 治寒熱往來，脈弦數者。

柴胡（八分）、人參（八分）、半夏（錢半，製）、黃芩（錢半）、甘草（五分）、生薑（三片）、大棗（三枚），水煎去渣溫服。胸中煩而不嘔，去半夏、人參，加栝蔞實三錢。渴者，去半夏，加栝蔞三錢，仍用人參。腹中痛者，去黃芩，加酒炒白芍錢半。脇下痞硬，去大棗，加牡蠣三錢。心下悸、小便不利，去黃芩，加茯苓錢半。身有微熱、不渴，去人參，加桂枝八分。欬者，去人參、大棗、生薑，加五味八分、乾薑八分。

邪中於脇，則入少陽，中於頰，亦入少陽，其氣遊行三焦，宜小柴胡所主。其邪無定居，故有或然之證，更立加減法，以禦其變也。柴胡解表邪，黃芩清裏熱，即以人參預扶其正氣，甘、棗緩中，薑、夏除嘔。其薑、夏之辛，一以佐柴、芩而逐邪，又以行甘、棗之滯。夫邪在半表，勢已向裏，未有定居，所以方有加減，藥無定品之可拘也。

傷寒中風，有柴胡證，但見一證便是，不必悉具。

柴胡爲樞機之劑，凡邪氣不全在表，未全入裏者，皆可用，故證不必悉具，而方亦有加減也。

嘔而發熱者，小柴胡湯主之。

傷寒則嘔逆，中風則乾嘔，凡傷寒中風，無麻黃桂枝證，但見喜嘔而發熱者，便是柴胡證，不必寒熱往來而始用也。

〔小柴胡湯見前〕

陽結陰結證

傷寒五六日，頭痛汗出，微惡寒，手足冷，心下滿，口不欲食，大便鞕，脈沉細者，此爲陽微結，必有表復有裏也，脈沉亦在裏也，汗出爲陽微結。假令純陰結，不得復有外證，當悉入在裏矣。此爲半在裏半在表也。脈雖沉細，不得爲少陰病，所以然者，陰不得有汗，今頭出汗，故知非少陰也。可與小柴胡湯，設不了了者，得屎而解。

此少陰、少陽之疑似證。大便硬謂之結，脈浮數、能食，曰陽結；沉遲不能食，曰陰結。陰不得有汗，然少陰亡陽亦有脈緊汗出者。蓋亡陽與陰結有別，亡陽則咽痛吐利，陰結則不能食而大便反硬也。亡陽與陽結，其別在汗，亡陽則衛外不固，汗必遍身；陽結則熱閉結，鬱汗只在頭也。陽明陽盛，故能食、不大便，此爲純陽結；少陽陽微，故不能食而大便硬，此為陽微結。必究其病在半表。微惡寒亦可屬少陰，但頭汗出始可屬少陽，反復講明病在少陽而非少陰，可與小柴胡而無疑也。設不了了者，宜大豬膽汁導之，得屎而解矣。

〔小柴胡湯見前〕

〔豬膽汁方見陽明〕

小柴胡加減證

傷寒四五日，身熱惡風，頭項強，脇下滿，手足溫而渴者，小柴胡湯主之。

此太少兩陽併病，身熱惡風、頭項強，是太陽證未罷；脇下滿，已見少陽一證，便當小柴胡去參、夏，加桂枝、栝蔞兩解之，則邪從樞轉，而太陽亦解矣。

〔小柴胡湯見前〕

陽明少陽合病

陽明病，發潮熱，大便溏，小便自可，胸脇滿者，小柴胡湯主之。

此陽明少陽合病。潮熱已屬陽明，大便溏而小便自可，未胃實，胸脇苦滿，用小柴胡和之，則邪熱從少陽而解，不復轉屬陽明也。

〔小柴胡湯見前〕

陽明病，脇下硬滿，不大便而嘔，舌上白胎者，可與小柴胡湯，上焦得通，津液得下，胃氣因和，身濈然而汗出解也。

不大便屬陽明；脇下硬滿而嘔，尚在少陽；舌上白胎，痰飲溢於上焦也。與小柴胡湯，則痰飲化而燥土潤，上焦得通，津液四布，則濈然汗出，而兩陽之病盡解矣。

〔小柴胡湯見前〕

傷寒嘔多，雖有陽明證，不可攻之。

陽明傷寒，嘔因水氣不散，此胃家未實，故禁妄攻也。

服柴胡湯已，渴者，屬陽明也，以法治之。

此少陽將轉屬陽明之證。柴胡湯有參、苓、甘、棗，服之反渴，必胃家已實，津液不足以潤胃，當行白虎、承氣等法矣。

〔柴胡湯即小柴胡見前〕

〔白虎承氣二湯俱見陽明〕

熱入血室證

婦人中風七八日，續得寒熱，發作有時，經水適斷者，此爲熱入血室，其血必結，故使如瘧狀，發作有時，小柴胡湯主之。

中風至七八日，寒熱已過，復得寒熱，發作有時，此不在氣分，而在血分，必月事來時，血室空虛，邪熱乘虛內結，故適斷耳。小柴胡加歸、赤，則血分之結熱散，而寒熱自解矣。

〔小柴胡湯見前〕

柴胡桂枝湯證

傷寒六七日，發熱微惡寒，肢節煩疼，微嘔，心下支結，外證未去者，柴胡桂枝湯主之。

傷寒至七六日，正寒熱當退之時，反見發熱微惡之表，而兼心支結之裏，是表裏未解也。然惡寒微則發熱亦微，但肢節煩疼，支結是微結而微嘔，合柴胡桂枝二湯，以兩解之，則表裏之邪盡解矣。

柴胡桂枝湯 治兩陽合病，寒熱支結，脈弦浮數者。

柴胡（七分）、白芍（錢半，酒炒）、桂枝（八分）、人參（八分）、黃芩（錢半，酒炒）、甘草（五分）、半夏（錢半，製）、生薑（三片）、大棗（三枚），水煎去渣溫服。

兩陽併病，寒熱雖微，而肢節煩疼、微嘔、心下支結，是太陽之陽邪併入少陽，而邪微結也，故以桂枝解太陽未盡之邪，柴胡解心下之微結、微嘔。合兩方爲一，則兩陽表裏之邪無不盡解矣，此爲兩陽並解之良法。

凡柴胡湯而反下之，若柴胡證不罷者，復與柴胡湯，必蒸蒸而振，卻發熱汗出而解。

誤下柴胡證，而仍與柴胡湯，因其人不虛，故不壞病，但清陽既陷，邪不振發，故必蒸蒸發熱，始汗出津津，而邪得外解矣。

〔柴胡湯見前〕

柴胡桂枝乾薑湯證

傷寒六七日，已發汗而復下之，胸脇滿微結，小便不利，渴而不嘔，但頭汗出，往來寒熱，心煩者，此爲未解也，柴胡桂枝乾薑湯主之。初服微煩，復服，汗出便愈。

汗下後而柴胡證仍在者，仍用柴胡湯加減。此因微結一證，故變其方名耳。此微結與陽明微結不同，陽微結對純陰結而言，是指大便硬，病在胃；此微結對大結胸而言，是指心下痞，其病在胸脇，與心下硬、心下支結同義。

柴胡桂枝乾薑湯 治汗下後，胸脇滿，微結，脈數緊細者。

柴胡（八分）、黃芩（錢半）、桂枝（八分）、栝蔞（三錢）、乾薑（八分）、甘草（五分）、牡蠣（三錢），水煎去渣溫服。

汗下後，胃氣既虛，餘邪陷伏，渴而不嘔，似太陽病溫；但頭汗出，仍是少陽傷寒，故此方全是柴胡加減法。心煩不嘔而渴，故去參、夏，加栝蔞；胸脇滿而微結，故去棗，加牡蠣；小便雖不利，而心下不悸，故不去黃芩，不加茯苓；雖渴而表未解，故不用參，而加桂；以乾薑易生薑，散胸脇之滿結也。初服煩即微，是黃芩、栝蔞之效；繼服汗出週身而愈者，薑桂之力也。

柴胡加龍骨牡蠣湯證

傷寒八九日，下之，胸滿煩驚，小便不利，譫語，一身盡重，不可轉側者，柴胡加龍骨牡蠣湯主之。

妄下後，熱邪內攻，故煩驚譫語，是心君不寧，而神明內亂也；小便不利，火盛水虧也；一身盡重，陽內而陰反外也；難以轉側，是少陽之樞機不利。此下多亡陰，與火逆亡陽不同，故以此湯主之。

柴胡加龍骨牡蠣湯 治下後胸滿煩驚，脈弦細數者。

柴胡（八分）、黃芩（錢半）、桂枝（八分）、茯苓（二錢）、人參（八分）、大黃（錢半）、牡蠣（三錢）、半夏（錢半，製）、龍骨（三錢）、鉛丹（錢半）、生薑（三片）、大棗（三枚），水煎去渣溫服。

煩驚譫語，因於下後，而兼胸滿身重，是少陽之陽邪歸併陽明而病熱，故難以轉側也。取小柴胡轉少陽之樞，加大黃以開陽明之闔。滿者忌甘，故去甘草；小便不利，故加茯苓；鉛稟乾金之體，受癸水之氣，力能墜熱安神；龍為東方之神，骨具西金之體，鎮驚平木最效；牡蠣靜可鎮驚怯，性寒能除煩熱，且鹹能潤下，佐茯苓以利水，又能軟堅，佐大黃以清胃也；半夏引陽入陰，善治目不瞑，乃化飲安神之品；人參通血脈；桂枝行營氣，一身盡重不可轉側者，在所必需。此柴胡方加減，而以龍蠣名之者，乃氣血之屬，同氣相求耳。

柴胡加芒硝湯證

傷寒十三日，下之，胸脇滿而嘔，日晡所發潮熱，已而微利，此本柴胡證，下之而不得利，今反利者，知醫以丸藥下之，非其治也。潮熱者，實也。先宜小柴胡以解外，後以柴胡加芒硝湯主之。

此少陽陽明併病，日晡潮熱，已屬陽明，而利既不因下藥，潮熱嘔逆又不因利而除，故知誤不在下，而在丸藥。丸藥發作既遲，不能蕩滌腸胃，而戀脇傍流也。先服小柴胡，以解少陽之邪，後加芒硝，以滌陽明之熱。不加大黃者，以地道原通；不用大柴胡者，以中氣已虛也。

〔小柴胡湯見前〕

柴胡加芒硝湯 治少陽陽明併病，脈數弦長者。

柴胡（八分）、黃芩（錢半）、半夏（錢半，製）、人參（錢半）、甘草（六分）、生薑（三片）、大棗（三枚）、芒硝（三錢），水煎去渣溫服。

兩陽併病，熱已內結，故雖下利，仍主此方。芒硝滌結潤燥，以下陽明內瘀之熱；柴胡和解表裏，以祛少陽不解之邪。此少陽陽明併病之劑，爲少陽不解，熱蓄陽明之專方。

調胃承氣湯證

太陽病，過經十餘日，心下溫溫欲吐，而胸中痛，大便反溏，腹微滿，鬱鬱微煩，先其時極吐下者，與調胃承氣湯。若不爾者，不可與。但欲嘔，胸中痛，微溏者，此非柴胡證，以嘔故知極吐下也。

太陽過經不解，不轉屬陽明，則轉繫少陽。心煩喜嘔爲柴胡證，胸中痛，大便溏，腹微滿，皆不是柴胡證，但以欲嘔一證，似屬柴胡，當深究其欲嘔之故，必十日前吐下而誤之壞病也。是太陽轉屬陽明，而不屬少陽。胃氣雖傷，餘邪未盡，故與調胃承氣和之，則胃氣調和而煩痛自平矣。

〔調胃承氣湯見前〕

大柴胡湯證

太陽病，過經十餘日，反二三下之，後四五日，柴胡證仍在者，先與小柴胡湯。嘔不止，心下急，鬱鬱微煩而下利者，爲未解也，與大柴胡湯下之則愈。

屢經妄下，十餘日而柴胡證仍在者，因其人不虛，故樞機有主，而不為壞病也。與小柴胡和之，表證稍除，內尚不解，以前此妄下，但去腸胃有形之物，而未洩胸膈氣分之結熱耳。故用薑、夏以除嘔，柴、芩以去煩，大棗和裏，枳實舒急。而曰下之則愈，見大柴胡為氣分之下藥歟。

〔小柴胡湯見前〕

大柴胡湯 治少陽熱結胸中，脈弦數者。

柴胡（八分）、白芍（錢半，炒）、黃芩（錢半）、枳實（錢半）、半夏（錢半，製）、生薑（五片），水煎去渣溫服。

熱結胸中，少陽不解，故心下急，鬱鬱微煩而嘔不止者，為大柴胡證。因往來寒熱，故倍生薑，佐柴胡以解表；結熱在裏，故去參、甘之補益，加枳、芍以舒急也。後人因下之二字，妄加大黃，要知條中並無大便硬，更有下利證，則不得妄用大黃，以傷胃氣也。

傷寒十餘日，熱結在裏，復往來寒熱者，與大柴胡湯。

裏者，對表而言，是指熱結氣分，故十餘日復能往來寒熱。大柴胡倍用生薑，佐柴胡以解表；去參、甘之溫補，加枳、芍之酸寒，佐芩、夏以破結熱也。

〔大柴胡湯見前〕

傷寒發熱，汗出不解，心下痞硬，嘔吐而下利者，大柴胡湯主之。

嘔而發熱，汗出蒸蒸是表不解；心下痞硬，協熱下利是裏不解。故用大柴胡破裏之結熱，以解表也。

〔大柴胡湯見前〕

小建中湯證

傷寒二三日，心中悸而煩者，小建中湯主之。

傷寒二三日，無陽明少陽之表，但心中悸而煩，是少陽中樞受寒，木邪挾相火爲患，非辛甘助陽，酸苦維陰，則中氣立亡矣。故用桂枝通心散寒，甘、棗、飴糖助脾安悸，白芍瀉火除煩，生薑佐金平木。此雖桂枝湯加飴倍芍，即名建中，寓發汗於不發之中。曰小者，以半爲解表，不全固中也。

小建中湯 治中虛煩悸，表不解，脈緩弱者。

白芍（三錢，酒炒）、桂枝（六分）、炙草（錢半）、生薑（三片）、大棗（三枚）、飴糖（五錢），水煎去渣溫服。

中氣虛餒，表受寒邪，則遏鬱不解，木挾相火爲患，故煩而且悸，爲建中湯證，即桂枝湯加飴倍芍。取酸苦以平厥陰之火，辛甘以緩脾家之急，有安內攘外、瀉中寓補之功，故名曰建。外證未除，尚資薑、桂以解表，不全主中，故名曰小耳。

小建中小柴胡證

傷寒，陽脈濇，陰脈弦，法當腹中急痛，先用小建中湯。不差者，小柴胡湯主之。

尺寸俱弦，爲少陽受病。今陽脈濇而陰脈弦，是寒傷厥陰，而不在少陽。陽脈濇，是陽氣不舒，表寒不解；陰脈弦，弦爲木邪，必挾相火，相火不能禦寒，必還入厥陰而爲患。厥陰抵少腹，挾胃屬肝絡脾，則腹中皆厥陰之部，故腹中急痛，非甘以緩之、酸以瀉之、辛以散之不能解也。此小建中爲厥陰驅寒發表、平肝、止痛之劑。然邪入厥陰，腹中必痛，原爲險證，一劑建中未必成功，當更用柴胡，令木邪直走少陽，使有出路，陰出之陽則愈也。

〔小建中湯見前〕

〔小柴胡湯見前〕

嘔家不可用建中湯，以甘故也。

此建中湯禁，與酒客不可與桂枝湯同義。

〔建中湯即小建中湯，見前〕

黃連湯證

傷寒，胸中有熱，胃中有邪氣，腹中痛，欲嘔吐者，黃連湯主之。

邪氣即寒氣。胸中蓄熱上形，寒邪從胃侵逆，是寒格於中，熱不得降，故上炎作嘔吐也。胃陽不舒，故腹中痛。此病在焦腑之半表裏，故以黃連瀉胸中蓄熱，薑、桂散胃中寒逆，甘草緩中止腹痛，半夏除嘔，人參益虛。雖無寒熱往來於外，實有寒熱相持於中，仍不離寒熱兩調之治法。

黃連湯 治寒熱相結，腹痛嘔吐，脈緊細數者。

黃連（八分）、乾薑（錢半）、炙草（錢半）、桂枝（八分）、人參（八分）、半夏（錢半，製），水煎去渣溫服。

寒邪格熱，腹痛嘔吐，因於傷寒，不得不審其表也。雖無寒熱相持於外，實有寒熱相搏於中，故以黃連瀉胸中之熱，乾薑逐胃中之寒，桂枝散胃口之滯，甘草緩腹中之痛，半夏除嘔，人參益虛，且以調平格逆之氣，以和其寒熱耳。

黃芩湯、黃芩加半夏生薑湯證

太陽與少陽合病，自下利者，與黃芩湯。若嘔者，黃芩加半夏生薑湯主之。

太少兩陽合病，必陽盛陰虛，陰虛則陽氣下陷陰中，故自下利也。與黃芩湯徹熱益陰，緩中止洩。若嘔者，是上焦不和，加半夏、生薑以除水氣，則兩陽之患自平矣。

黃芩湯 治兩陽合病，下利，脈浮數者。

黃芩（錢半）、白芍（錢半，炒）、炙草（八分）、大棗（三枚），水煎去渣溫服。嘔者加半夏、生薑。

兩陽併病，必自下利，是陽盛陰虛，陽氣下陷入陰中也。故以黃芩洩大腸之熱，芍藥斂太陰之虛，甘草調中州之氣。雖非胃實，亦非胃虛，故不必人參以補中也。嘔是上焦水氣未散，故仍加薑、夏，即柴胡桂枝湯去柴、桂、人參。

陽明少陽合病，必自下利。其脈不負者，順也；負者，失也。互相剋越，名爲負。少陽負趺陽者，爲順也。

兩陽合病，必見兩陽之脈。陽明脈大，少陽脈弦，此爲順脈。若大而不弦，負在少陽；弦而不大，負在陽明，是互相剋賊，皆不順之候也。木能剋土，少陽爲賊邪，若少陽負而陽明不負，亦負中之順脈矣。

簡明傷寒論新編卷之五

太陰病提綱

太陰之爲病，腹滿而吐，食不下，自利益甚，時腹自痛，若下之，必胸下結硬。

太陰主三陰之裏，爲陰中至陰，寒濕傷之，則腹滿吐利。其經從足入腹，寒氣時上，故腹時痛而食不下也，脈當沉細，宜理中湯溫中散寒，則寒濕化而腹痛吐利自解矣。若以腹滿爲實，而誤下之，胃口受寒，故胸下結硬。

理中湯 治腹痛自利，脈沉者。

白朮（三錢，炒）、炮薑（錢半）、人參（錢半）、炙草（八分）、水煎去渣溫服。

傷寒，脾土不能制濕，而濕伏不化，脾病則胃亦病，故食不下而腹痛吐利也。白朮倍脾土之虛，人參益中宮之氣，炮薑煖胃脘之寒，甘草緩三焦之急，且乾薑得白朮，能除滿而止吐，人參得甘草，能療痛而止利，或湯或丸，隨病酌宜。

自利證

傷寒四五日，腹中痛，若轉氣下趨少腹者，此欲自利也。

太陰從濕化，故腹中痛。轉氣下趨，是下利之兆。四五日，乃太陰發病之期。

四逆湯證

自利不渴者，屬太陰，以其臟有寒故也，當溫之，宜四逆輩。

太陰爲開，主自利。臟有寒，故不渴，脈當沉遲，宜四逆湯溫之，則春回寒谷，而利自止矣。

〔四逆湯見太陽〕

太陰發黃證

傷寒，脈浮而緩，手足自溫者，繫在太陰。太陰當發身黃，若小便自利者，不能發黃。至七八日，雖暴煩下利，日十餘行，必自止，以脾家實，腐穢當去故也。

太陰受濕熱，故脈浮緩；不發熱而手足溫，是太陰經傷寒也。太陰爲陰中至陰，陰寒相合，無熱可發；手足爲諸陽之本，故自溫；寒濕傷於肌肉，不得越於皮膚，故當發身黃，宜理苓湯加茵陳。若小便自利，則濕熱下洩，身不發黃，暴煩下利，是濕熱下趨，此脾家不虛，穢盡自愈耳。

傷寒下利，日十餘行，脈反實者，死。

傷寒太陰下利，而脈反實，此脾氣虛而邪氣盛，是正氣反虛，而邪不受制，故死。

桂枝加芍藥加大黃二湯證

太陰病，脈弱，其人續自便利，設當行大黃芍藥者，宜減之，以其胃氣弱，易動故也。

自利是太陰本證，因脾陰弱而腹滿時痛，當倍加芍藥；大實而痛，當稍加大黃；脈弱宜製小，恐動易動也。

桂枝加芍藥湯 治太陰腹滿時痛，脈弱者。

桂枝（八分）、芍藥（三錢，酒炒）、炙草（八分）、大棗（三枚）、生薑（三片），水煎去渣溫服。

太陰陽邪不解，因內陷而脾陰受傷，不勝陽邪之內搏，故腹滿時痛焉。桂枝解內陷之邪，倍加芍藥以和陰而除滿痛，此是用陰和陽法。

桂枝加大黃湯 治太陰腹大實痛，脈沉數者。

桂枝（錢半）、白芍（錢半）、甘草（六分）、大棗（三枚）、生薑（三片）、大黃（錢半），水煎去渣溫服。

脾陰虧弱，則胃陽轉燥，故胃家亦實，而腹大實痛也。用桂枝湯轉輸脾液，以解未盡之邪，稍加大黃，濡潤胃熱，以除實痛。此是兩解表裏之法。

太陰桂枝證

太陰病，脈浮者，可發汗，宜桂枝湯。

脈浮者，病在表，是表有風邪，故可發汗。太陰主開，是裏之表證，故用桂枝，桂枝湯是表之裏藥也。

〔桂枝湯見太陽〕

太陰中風證

太陰中風，四肢煩疼，陽微陰濇而長者，爲欲愈。

風爲陽邪，四肢爲諸陽之本，太陰中風，陰氣衰少，而兩陽相搏，故四肢煩疼也。風脈本浮，今而轉微，微則風邪當去；病脈本濇，今而轉長，長則氣治，故其病爲欲愈。

寒實結胸證

寒實結胸，無熱證者，與三物小陷胸湯，爲散亦可服。

太陰腹滿時痛，而反下之，寒邪與寒藥相結，成寒實結胸，內外無熱證也。宜三白小陷胸湯開之，則寒實消散，而胸下結硬自除矣。

三物白散 治寒實結胸，脈實者。

桔梗（一兩）、貝母（二兩，去心）、巴豆（三錢，去皮熬黑研泥），二物爲散，內巴豆同杵，白飲和服一錢匙，弱人量減。

腹滿時痛，是陽邪搏陰，誤下之，則陰氣與寒藥相結，故成寒實結胸。貝母開心胸鬱結之氣，桔梗提胸中下陷之氣，然微寒之品不足勝結硬之陰邪，非巴豆之辛熱斬關而入，何以能使胸中之陰氣流行也。

病在膈上者必吐，在膈下者必利。

病原吐利，因胸下結硬，反不能通，因其熱而利導之，塞因通解也。

不利，進熱粥一盃；利過不止，進冷粥一盃。

淡粥爲陰中之陽，熱瀉冷補，亦助藥力利小便之意。

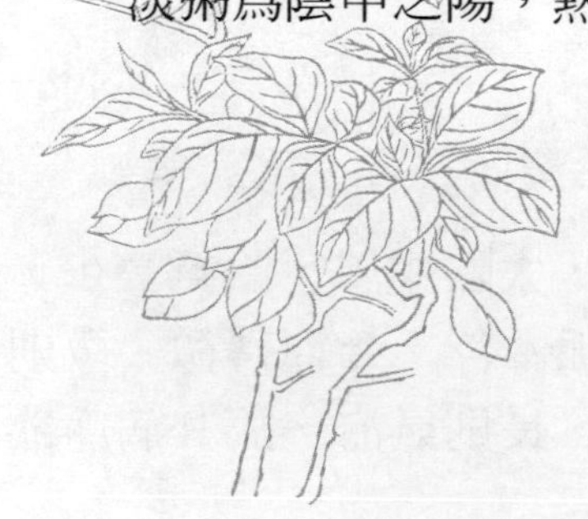

簡明傷寒論新編卷之六

少陰病提綱

少陰之爲病，脈微細，但欲寐也。

三陰以少陰爲樞，微爲水象；微細而沉，陰之少也。衛氣行陰則寐，少陰病則入陽分多，故欲寐。欲寐是病人意中，非實能寐也。

少陰自利證

少陰病，欲吐不吐，心煩，欲求寐，五六日，自利而渴者，屬少陰也，虛故引水自救。若小便色白者，以下焦虛有寒，不能制水故也。

欲吐不得吐，欲寐不得寐，是少陰樞機之象；五六日，正少陰發病之期；少陰脈絡心，從火化，下焦虛，則坎中之陽不能引水上交，故心煩而渴；關門不閉，不能制水，故自利而小便色白也。若但治上焦之實熱，不顧下焦之虛寒，則熱病未除，而下利漫無止期矣。

少陰病脈

少陰病，脈沉細數，病爲在裏，不可發汗。

沉爲在裏，病亦在裏。少陰脈沉者當溫，然數則爲熱，又不可溫，更不可汗，言外便當滋陰和陽矣。

少陰病，脈微，不可發汗，亡陽故也。陽已虛，尺中弱濇者，復不可下之。

諸微爲無陽，諸濇爲少血；汗之則亡陽，下之則亡陰；陽虛者，既不可汗，即不可下；其尺中弱濇者，復不可下，亦不可汗也。

病人脈陰陽俱緊，反汗出者，亡陽也。此屬少陰，法當咽痛，而復吐利。

脈陰陽俱緊，緊則為寒，當屬少陰。陰虛生內熱，故身無熱而反汗出也。亡陽者，虛陽不歸，少陰不藏，上焦從火化而咽痛嘔吐，下焦從陰虛而下利不止也。宜八味腎氣丸作湯，則坎火歸原，而下利汗出自止，咽痛嘔吐自除矣。

八味腎氣湯 治少陰亡陽，咽痛吐利，脈陰陽俱緊者。

熟地（六錢）、萸肉（三錢，去核）、附子（二錢，鹽水炒）、肉桂（二錢，去皮）、山藥（三錢，炒）、澤瀉（錢半）、茯神（二錢，去木）、丹皮（錢半），水煎去渣溫服。

陽亡則衛外不密，而汗出吐利；陰虛則坎中火發，而咽痛脈緊，此即少陰亡陽證也。熟地滋陰補腎，萸肉秘氣濇精，丹皮瀉君相伏火，澤瀉瀉膀胱水邪，山藥退虛熱健脾益陰，茯神滲濕熱通腎交心，更加桂附，以導引虛陽歸納眞氣，則陽回而咽痛自止，汗出吐利無不除矣。

脈陰陽俱緊者，口中氣出，唇口乾燥，鼻中涕出，踡臥足冷，舌上胎滑，勿妄治也。到七日以來，其人微發熱，手足溫者，此為欲解。或到八日以上，反大發熱者，此為難治。設此惡寒者，必欲嘔也；腹內痛者，必欲利也。

少陰脈絡肺，肺主鼻，故鼻中涕出。少陰絡舌本，故舌上胎滑。少陰大絡注諸絡，以溫足脛，故足冷。諸證全似亡陽，而不名亡陽者，外不汗出，內不吐利也。口中氣出，唇口燥乾，鼻中涕出，此爲內熱；陰陽俱緊，舌上胎滑，踡臥足冷，又是內寒；此少陰爲樞，故見寒熱相持之證。勿妄治，謂治之不當，寧靜以待之。到七日，一陽來復，微發熱，手足溫，是陰得陽而解也。若微熱不解，八日以上反大發熱，恐蓄熱有餘，或發癰膿，或便膿血，爲難治。若七日時，不能發熱，以陰陽俱緊之脈，如反惡寒，是寒甚於表，上焦應之，必欲吐也；如反加腹痛，是寒甚於裏，中焦應之，必欲利也。

脈陰陽俱緊，至於吐利，其脈獨不解，緊去人安，此爲欲解。

陰陽俱緊之脈，至於吐利，緊脈不去爲亡陽，緊去則吐利止而其人可安也。

少陰病脈緊，至七八日，自下利，脈暴微，手足反溫，脈緊反去者，爲欲解也，雖煩下利，必自愈。

此回陽脈，證頑反溫，前此已冷，可知微本少陰脈，煩利本少陰證，至七八日，陰盡陽復之時，緊去微見，所謂邪氣之來緊而疾，穀氣之來徐而和也。煩則陽已反於中宮，溫則陽已敷於四末，陰平陽秘，故煩利自止也。

少陰中風脈

少陰中風，脈陽微陰浮者，爲欲愈。

陽微，復少陰本體；陰浮，知坎中陽回。微則不緊，浮則不沉，即暴微而緊反去之，謂邪從外來，仍自內出，故愈。

少陰傷寒證

少陰病，若利自止，惡寒而踡臥，手足溫者，可治。

少陰傷寒下利，是坎宮不藏，一陽無蔽，陰盛陽虛，故惡寒而踡臥也。今利自止，則陽已返於中宮；手足溫，則陽已敷於四末，故可治。

少陰病，惡寒身踡而利，手足逆冷者，不治。

傷寒以陽爲主，陰盛則踡臥而惡寒；下利不止，手足逆冷，是六腑氣絕於外者，手足寒，五臟氣絕於內者，利下不禁，故不可治。

少陰病，惡寒而踡，時自煩，欲去衣被者，可治。

陽盛則煩，時自煩，是陽漸回，故欲去衣被者，爲可治。

少陰病，四逆，惡寒而踡，脈不至，不煩而躁者，死。

陰極則躁，四肢逆冷，是陽已先脫，脈不至，是心腎氣竭，不煩而躁，惟形獨存，故死。

少陰病，吐利，手足不逆冷，反發熱者，不死。脈不至者，灸少陰七壯。

上吐下利，是胃脘之陽將脫；手足不逆冷，乃諸陽之本猶在也；反發熱，爲衛外之陽尚存。急灸少陰，則陽可復而吐利可止矣。

少陰病，吐利煩躁，四逆者，死。

吐利而兼煩躁，胃陽已脫；四肢逆冷，有陰無陽，故死。

少陰病，脈微濇，嘔而汗出，大便數而少者，宜溫其上，灸之。

脈微濇，嘔而汗出，是上焦之陽已外亡；大便數少而不下利，是下焦之陽尙存。急灸百會，以溫其上，則陽猶可復，而汗可斂，嘔可平矣。

少陰病，脈沉微細，但欲臥，汗出不煩，自欲吐。至五六日，自利，復煩躁不得臥寐者，死。

脈沉微細，是少陰本脈，欲臥欲吐，是少陰本證，當心煩而反不煩，反汗出，亡陽已兆於始得之日，五六日自利，反煩躁不得臥，是微陽將絕，必無生理矣。

少陰病，下利止而頭眩，時時自冒者，死。

冒家汗出則愈，今頭眩而時時自冒者，是清陽之氣已脫，非陽回而利自止也。可知水穀已竭，無物更行，故死。

少陰病六日，息高者，死。

氣息者，腎間動氣，三焦生氣之原也。息高者，但出心與肺，不能入腎與肝，是生陽之氣已絕，故死。六經中惟少陰歷言死證，可知少陰病是生死關。

病六七日，手足三部脈皆至，大煩而口噤不能言，其人躁擾者，必欲解也。若脈和，其人大煩，目重，瞼內際黃者，此欲解也。

三部手足皆至，脈道原通，有根有本。大煩躁擾，是陰出之陽，非陰極發躁也。口噤不能言，因脈氣初復，營血未調，而心脾氣濇不運，非死證也。若其脈調和，雖大煩不解，亦不足慮，更視目重瞼內際屬脾，色黃而不雜他臟之色，爲至陰未虛，雖口噤，亦不足慮，均爲欲解耳。

麻黃附子細辛湯證

少陰病，始得之，無汗惡寒，反發熱，脈沉者，麻黃附子細辛湯主之。

少陰主裏，病當無熱，始受寒邪，即便發熱，似病在太陽，而屬之少陰者，以少陰不藏，坎陽無蔽，則腎氣獨沉，故反發熱、脈沉也。病在表，脈浮者可發汗，可知脈沉者，病在表亦不得不汗矣。沉爲在裏，而反發其汗，津液越出，亡陽則陰獨，故用麻黃開腠理，細辛散浮熱，即以附子固元陽，則陽不外亡，而寒邪自解矣。

麻黃附子細辛湯 治少陰傷寒，反發熱，脈沉者。

麻黃（八分）、附子（錢半，炮）、細辛（五分），水煎去渣溫服。

少陰傷寒，一陽無蔽，故假借太陽之面目，而反發熱也。麻黃開腠理，細辛散浮熱，即以附子固元湯，則汗自出而陽不亡，寒自散而精得藏，元陰可不被其擾矣。此少陰陽虛傷寒之托裏解外法。

麻黃附子甘草湯證

少陰病，始得之，二三日，麻黃附子甘草湯微發汗，以二三日無裏證，故微發汗也。

無裏證，只有表證，以甘草易細辛，故爲微發汗，必微惡寒，微發熱，故當微發汗也。

麻黃附子甘草湯 治少陰傷寒，微發熱惡寒，脈沉者。

麻黃（八分）、附子（錢半，炮）、甘草（八分），水煎去渣溫服。

少陰傷寒，坎陽無蔽，不能鼓邪外出，故微發熱微惡寒，而並無裏證也。故以麻黃開腠理，附子固元陽，以甘草之緩中，易細辛之辛散，所以爲緩中和陽，微發汗之劑。

少陰傳經便血證

少陰病，八九日，一身手足盡熱者，以熱在膀胱，必便血。

發於陰者，六日愈。至七日，其人微熱，手足溫，是陰出之陽，則愈。至八日以上，反大發熱，此腎移熱於膀胱，膀胱熱則太陽經皆熱。太陽主一身主表，爲諸陽主氣，手足爲諸陽之本，故一身手足盡熱。太陽經多血，血得熱則行，陽病者，上行極而下，故尿血也。

火劫證

少陰病，欬而下利，讝語者，被火氣劫故也，小便必難，以強責少陰汗也。

欬利因傷寒，讝語因火劫，以腎主五液，少陰病液不上升，故陰不得有汗也。不得已，用麻黃發汗，即用附子固裏，豈可火劫之而強發汗哉！頓使津液暴亡，小便難而讝語矣。

下厥上竭證

少陰病，但厥無汗，而強發之，必動其血，未知從何道出，或從口鼻，或從目出，是名下厥上竭，爲難治。

陽不外達，四肢逆冷爲厥。厥爲無陽，不能作汗。若強發之，不得汗必動血。陰絡傷而血下行，則猶或可救，陽絡傷而血上溢，則便難挽回矣。

附子湯證

少陰病，身體痛，手足寒，骨節痛，脈沉者，附子湯主之。

少陰陽虛，陰寒切體，故身體痛；四肢不得稟陽氣，故手足寒；寒邪從陰注骨，故骨節痛。是少陰不藏，腎氣獨沉也。宜附子溫之，則虛陽自回，而寒邪自解，骨節諸痛自舒矣。

附子湯 治少陰傷寒，身痛骨痛，脈沉者。

附子（錢半，炮）、人參（錢半）、茯苓（錢半）、白芍（錢半，酒炒）、白朮（錢半，炒），水煎去渣溫服。

少陰傷寒，陽虛不能鼓邪外出，故陰寒切體，而身痛骨痛也。附子壯火，火以禦寒，人參補元氣以固本，白朮培太陰之土，白芍斂厥陰之木，茯苓清治節以利少陰之水，水利則土厚木榮，火自生，寒自解，骨節諸痛無不自除矣。此扶陽禦寒、益陰固本之劑，爲少陰虛寒證之第一要方。

少陰病，得之一二三日，口中和，其背惡寒者，宜灸之，附子湯主之。

口中兼咽舌，言和者，不燥乾而渴。五臟之俞皆繫於背，背惡寒者，背俞陽虛，陰寒得以乘之，見於二三日者，其平素虛寒可知。急救背俞，溫以附子湯，壯火之主，而惡寒自罷矣。

〔附子湯見前〕

眞武湯證

少陰病，二三日不已，至四五日，腹痛，小便不利，四肢沉重疼痛，自下利者，此爲有水氣，其人或欬，或小便利，或下利嘔者，眞武湯主之。

小便不利是病根，腹痛下利、四肢沉重疼痛，皆水氣爲患，坎中火用不宣，腎家水體失職，是下焦虛寒，不能制水故也。法當壯元陽以消陰翳，逐留垢以清水源。因立此湯，後三項是眞武加減法，非主證也。

眞武湯 治少陰傷寒，水氣不散，脈沉弦者。

附子（錢半，炒）、白芍（錢半，酒炒）、白朮（錢半，炒）、茯苓（三錢）、生薑（三片），水煎去渣溫服。欬者，加五味、細辛；小便利而下利者，去芍藥、茯苓，加乾薑；嘔者，去附子，倍生薑。

少陰傷寒，水氣不散，故腹痛、小便不利、四肢沉重疼痛而下利也。附子壯坎中之陽，芍藥收炎上之氣，茯苓清肺利水之用，白朮培土制水之溢，生薑散四肢之水，五品成方，洵爲壯火崇土、散水安腎之劑。加五味、細辛以治欬，去芍藥、茯苓，加乾薑以治下利，而小便自利；去附子倍生薑以治嘔，皆是隨證救治之法。

太陽病發汗，汗出不解，其人仍發熱，心下悸，頭眩，身瞤動，振振欲辟地者，眞武湯主之。

汗出不解，是太陽陽微，不能衛外而爲固，少陰陰虛，不能藏精而爲守；仍發熱而心下悸，可知坎陽外亡，腎水上淩心主，故頭眩，身瞤，振振欲辟地也。用眞武湯，則腎火歸原，水氣自降，而外熱因之亦解矣。

〔眞武湯見前〕

桃花湯證

少陰病二三日，至四五日，腹痛、小便不利、下利不止、便膿血者，桃花湯主之。

少陰病兼中氣虛，二三日，乃戊土見證之日；四五日，正少陰發病之期。水火不歸，土金失職，故腹痛、小便不利、下利不止而便膿血也。乾薑同石脂，溫中而止痛止利；乾薑同粳米，崇土以利水清膿也。

桃花湯 治少陰腹痛，便膿血，脈沉細者。

乾薑（錢半，炮）、赤石脂（三錢，醋煆）、粳米（五錢，焙），水煎，亦可爲散。

少陰傷寒，火土不振，而邪陷不解，故小便不利、腹痛、便膿血也。乾薑炮黑，溫中而止痛止血，石脂醋煆，濇腸而止利清膿，佐以粳米培土利水，水利土強，則下利自止，膿血自清也。

四逆湯證

脈浮而遲，表熱裏寒，下利清谷者，四逆湯主之。

脈法浮爲在表，遲爲在臟，遲從浮見，是浮爲表虛，而遲爲臟寒也。下利至於清穀，必其人胃氣本虛，寒邪直入脾臟，胃陽垂亡，全賴此表熱尚可救其裏寒。四逆湯溫之，則裏和而表熱解矣。

四逆湯 治少陰病，表熱裏寒，下利清穀，脈浮遲者。

附子（錢半，炮）、乾薑（錢半，炮）、甘草（八分，炙），水煎去渣溫服。

少陰傷寒，虛陽不歸，而胃氣不化，故下利清穀，表熱裏寒也。附子補火回陽，乾薑溫中散寒，炙草緩三焦之急，必得人參大補元氣，則陽可回而裏寒自解，外熱亦退矣。凡治虛證以裏爲重，挾熱下利，脈微弱者，便用人參。此脈遲，而利至清穀，不煩不渴，是中氣大虛，元氣將脫，但溫不補，何以救逆乎？必因本方之脫落，而抄錄者仍之耳。

下利清穀，不可攻表，汗出，必脹滿。

裏氣虛寒，不能爲陽之守，賴表陽之尚存，得以衛外而爲固，故攻之前更虛其表，妄汗亡陽，則臟更寒，而生脹滿矣。

下利，腹脹滿，身體疼痛者，先溫其裏。

下利脹滿，裏寒而胃氣不化也；身體疼痛，表寒而衛陽外亡也。先救其裏，治其本矣。

傷寒下之後，續得下利清穀不止，身疼痛者，急當救裏，宜四逆湯。

下後胃陽已亡，故下利清穀不止，身疼痛是表寒不解。四逆湯急溫其裏，則裏和而表亦解矣。

〔四逆湯見前〕

病發熱頭痛，脈反沉，若不差，身體疼痛者，當救其裏，宜四逆湯。

發熱頭痛，是太陽麻黃證；脈當浮而反沉者，是陽證見陰脈也。熱雖發於表，爲虛陽，寒反據於裏，爲眞寒也。汗之不差，自身疼不除，乘裏證未發，四逆湯急溫其裏，則裏和而表自解，庶無吐利厥逆之患。

〔四逆湯見前〕

大汗，若大下利而厥冷者，四逆湯主之。

大汗則亡陽，大下則亡陰，陰陽俱虛竭，故厥冷也。四逆湯急溫之，則陽回而生猶可望矣。

〔四逆湯見前〕

大汗出，熱不去，內拘急，四肢疼，又下利厥逆而惡寒者，四逆湯主之。

汗之失宜，雖大汗出而熱不去，惡寒不止，表未解也；內拘急而下利，是裏寒已甚；四肢疼而厥冷，乃表寒又見，可知其表熱裏寒，即表虛而亡陽者。四逆湯急溫之，冀回春於萬一。

〔四逆湯見前〕

嘔而脈弱，小便復利，身有微熱，見厥者，難治。四逆湯主之。

嘔而發熱者，小柴胡證。此脈弱而發熱，非相火明矣。內無熱，故小便利；裏寒甚，故見厥；膈上有寒飲，故嘔也。傷寒以陽爲主，陽消陰長，故難治。勉以四逆湯溫之，冀挽回於萬一。

〔四逆湯見前〕

既吐且利，小便復利，而大汗出，下利清穀，內寒外熱，脈微欲絕者，四逆湯主之。

吐利交作，中氣大虛也。完穀不化，脈微欲絕，氣血喪亡矣。小便復利，而大汗出，是玄府不閉，門戶不要也。猶幸身熱不去，手足不厥，則諸陽之本與衛外之陽尚存，且脈亦未脫，可望一線生機。四逆湯急溫之，則正勝而邪可卻耳。

〔四逆湯見前〕

吐利汗出，發熱惡寒，四肢拘急，手足厥冷者，四逆湯主之。

吐利則清穀，汗出不大而手足厥冷，惟賴發熱之表陽，急以四逆湯溫之，尙有可愈之機。

〔四逆湯見前〕

四逆加人參湯證

惡寒脈微而復利，利止亡血也，四逆加人參湯主之。

利雖止而惡寒未罷，仍以四逆湯溫之。以其脈微爲無血，無血即亡陽也。四逆湯當倍人參，通血脈以治之。

四逆加人參湯 治少陰病，惡寒下利，脈微者。

附子（錢半，泡）、人參（三錢）、乾薑（錢半，炒）、炙草（錢半），水煎去渣溫服。

陽亡則衛外不密，猶賴胃陽猶存，故利雖止而惡寒未罷也。當於四逆湯中倍用人參，則陽回而惡寒自罷。人參、附子補火回陽，乾薑、炙草煖胃溫中，洵爲扶元補火之劑，乃亡陽陰竭之主方。

通脈四逆湯證

少陰病，下利清穀，裏寒外熱，手足厥逆，脈微欲絕，身反不惡寒，其人面色赤，或腹痛，或乾嘔，或咽痛，或利止脈不出者，通脈四逆湯主之。

下利清穀，寒甚於裏也；手足厥冷，陰盛於外也；身反不惡寒，面赤，爲陽鬱；利止咽痛，爲陽回；腹痛乾嘔，是寒甚於裏，乃寒熱交爭於表裏；脈微欲絕是少陰本脈；利止脈不出，是陽雖回而氣閉不行也。通脈四逆湯溫裏通脈，脈出則厥愈，從陽而生；脈不出、厥不還，則從陰而死矣。

通脈四逆湯 治少陰病，下利清穀，厥逆戴陽，脈微欲絕，或脈不出者。

附子（錢半，炮）、乾薑（錢半）、甘草（八分）、白蔥（九莖），水煎去渣溫服。腹中痛加白芍；嘔加生薑；咽痛去芍藥，加桔梗；利止脈不出者，去桔梗，加人參。

陽虛於裏，寒盛於中，則虛陽鬱而不伸，陰寒伏而不化，故裏寒外熱，下利清穀，而厥逆戴陽也。四逆之劑，恐不足起下焦元陽，而續欲絕之脈，故加蔥之通之。蔥稟東方之色，能行少陽生發之機；蔥白入肺，以行營衛之氣，率領薑、附、甘、參，奏捷於經臟之間，而氣自通、脈自復，虛陽得歸，則裏寒自化，而外熱亦解矣。

下利清穀，裏寒外熱，汗出而厥者，通脈四逆湯主之。下利，脈沉而遲，其人面少赤，身有微熱，下利清穀者，必鬱冒汗出而解，病人必微厥。所以然者，其面戴陽，下虛故也。

脈證皆輕，故能鬱冒汗出而解。面赤爲戴陽於上，因其人下虛，故下利清穀而厥逆也。熱微厥亦微，故面亦少赤耳。通脈四逆湯溫之，則陽自回而厥還，病愈矣。

〔通脈四逆湯見前〕

凡厥者，陰陽氣不相順接，便爲厥。厥者，手足逆冷是也。

手足六經之脈，皆自陰傳陽。陰氣勝，則陽氣不能達於四肢，故爲寒厥耳。

諸四逆厥者，不可下之。虛家亦然。

熱厥方可下，寒厥爲虛，愼不可妄下。

傷寒五六日，不結胸，腹濡脈虛，復厥者，不可下。此爲亡血，下之死。

腹濡脈虛，內無熱結，可知不結胸。而復厥者，爲亡血，乃陽不外敷也，下之則微陽竭滅，故死。

病者手足厥冷，言我不結胸，小腹滿，按之痛者，此冷結在膀胱關元也。

關元在臍下三寸，小腸之募，三陰任脈之會，冷結則陽不外達，故厥冷，宜灸之，當知結胸有熱厥者。

傷寒脈促，手足厥者，可灸之。

促爲陽脈，有陽虛而促者，亦有陰盛而促者。促與結要貨代脈之互文，皆爲不足之脈。火氣雖微，內攻有力，故宜灸。

傷寒六七日，脈微，手足厥冷，煩躁，灸厥陰，厥不還者死。

厥陰，肝脈也，應春生之氣，少陽不息之機，故灸其俞穴而陽可回，厥可愈矣。少陰病而灸厥陰，以肝之相火，即少陰之生陽耳。

茯苓四逆湯證

發汗若下之，病仍不解，煩躁者，茯苓四逆湯主之。

未經汗下而煩躁，爲陽盛，汗下後而煩躁，爲陽虛。汗多既亡陽，下多又亡陰，故熱仍不解。茯苓四逆湯，薑、附以回陽，茯苓以清神，則煩躁止而外熱自解矣。

茯苓四逆湯 治少陰厥冷，煩躁，脈細欲絕者。

茯苓（三錢）、附子（錢半）、甘草（錢半）、乾薑（錢半，炒）、人參（錢半），水煎去渣溫服。

少陰傷寒，虛陽挾水氣不化，故內擾而煩，欲脫而躁，厥冷脈細，危斯劇矣。茯苓理先天無形之氣，安虛陽內擾之煩；人參配茯苓，補下焦之元氣；乾薑同附子，回虛陽欲脫之燥；緩以甘草，而煩躁自寧，允爲清神回陽之良劑也。

乾薑附子湯證

下後復發汗，晝日煩躁不得眠，夜而安靜，不嘔不渴，無表證，脈沉微，身無大熱者，乾薑附子湯主之。

當發汗而反下之，復發汗，汗出而裏陽將脫，故煩躁也；晝日不得眠，虛邪獨據陽分；夜而安靜，知陰不虛也；身無大熱，則微熱尚存；不嘔渴是裏無熱；不頭疼惡寒，是無表證；脈沉微，是純陰無陽。猶幸此微熱未除，煩躁不寧之際，獨任乾薑生附，以急回其陽，則煩躁止，而微熱自解矣。

乾薑附子湯 治夜靜，晝日煩躁，脈沉微者。

乾薑（三錢）、附子（三錢），水煎去渣溫服。

汗下倒施，陽氣大虛，虛陽擾於陽分，故晝日煩躁，夜而安靜也。乾薑、生附以急回其陽，散其寒，則煩躁寧而脈自復，微熱無不自解矣。此回陽散寒之劑，為陽虛陰盛救急之專方。

下之後，復發汗，必振寒，脈微細。所以然者，內外俱虛故也。

內陽虛，故脈微細；外陽虛，則振慄惡寒。此亦乾薑附子湯證。

〔乾薑附子湯見前〕

吳茱萸湯證

少陰病，吐利，手足厥冷，煩躁欲死者，吳茱萸湯主之。

少陰傷寒，手足厥冷，陽氣不伸，則木火內鬱，故煩躁欲死也。少陰病，吐利煩躁，四逆者死。此厥冷在手足，而不及肢臂，是諸陽之本未脫，故用吳茱萸湯溫中散寒，則水溫土厚，而吐利止，木逢火舒，而煩躁厥冷自除矣。

吳茱萸湯 治少陰傷寒，煩躁厥冷，脈遲者。

吳茱萸（錢半，泡）、人參（三錢）、生薑（三片）、大棗（五枚），水煎去渣溫服。

少陰傷寒，木火內鬱，則中氣大傷，故手足厥冷，煩躁欲死也。吳茱入肝，能溫中降逆而散寒；佐以人參，固助元氣而止嘔吐，則煩躁可寧，薑、棗調和營衛，則陽得敷於四末，而手足自溫，何危劇之有哉？此撥亂反正之劑，爲少陰傷寒，木火鬱伏之專方。

乾嘔，吐涎沫，頭痛者，吳茱萸湯主之。

乾嘔無物，胃虛可知；吐惟涎沫，胃寒可知；頭痛者，清陽不足，陰寒得以乘之。吳茱萸湯溫中降氣、舒陽散寒，則中氣溫而嘔吐止，肝木舒而頭痛自除矣。

〔吳茱萸湯見前〕

食穀欲嘔者，屬陽明也，吳茱萸湯主之。得湯反劇者，屬上焦也。

食穀吐嘔，固是胃寒，宜吳茱萸湯溫之。得湯反劇者，以痰飲在上焦，再服吳茱萸湯，探吐自愈。

〔吳茱萸湯見前〕

白通湯、白通加豬膽汁二湯證

少陰病，下利脈微者，與白通湯。利不止，厥逆無脈，乾嘔煩者，白通加豬膽汁湯主之。服湯後，脈暴出者死，微續者生。

下利脈微，是下焦虛寒，不能製水，與白通湯，通陽卻寒以製水。而利仍不止，更厥逆，反無脈，是陰盛格陽也。當取豬膽之苦寒，加入白通湯中爲反佐，是熱因寒用，從陰引陽之法。俾陰盛格陽者，得成水火既濟。若脈暴出，是孤陽獨行，故死；脈微續者，是少陽初生，故生。

白通湯 治少陰厥冷，下利脈微者。

附子（錢半）、乾薑（錢半）、蔥白（三枚），水煎去渣溫服。

少陰傷寒，下利厥冷，是火虛不能鼓舞以逐邪也。乾薑、附子振動元陽，佐蔥白以通陽氣，俾水精四布，而厥利自除矣。此扶陽散寒之劑，爲陽虛不能施化之專方。

白通加人尿豬膽汁湯 治厥逆下利，乾嘔煩，無脈者。

附子（三錢）、乾薑（三錢）、蔥白（五枚），水煎去渣，沖人尿一盃，豬膽汁少許。

少陰傷寒，格陽於上，而不能外敷於四末，故厥冷下利，乾嘔心煩也。白通通氣以回陽，加人尿、豬膽以平格陽之氣，而煩嘔並除，厥溫利自止矣。此是熱因寒用之法。

下利，手足厥冷，無脈者，灸之不溫，若脈不還，反微喘者，死。

厥冷無脈，不煩不嘔，是陰盛於中，非格陽於外也。不須反佐，內服白通，外灸少陰，則利止脈漸出，手足溫者，生；若利不止，脈不還，反加微喘者，是微陽已絕，門戶不要故也。

下利後，脈絕，手足厥逆，逆晬時脈還，手足溫者，生；脈不還者，死。

厥逆脈絕，虛陽暴脫也。脈漸出，手足溫，是內外回陽，故生。若脈不出，厥不遷，乃微陽已絕於下利之日，故死。

黃連阿膠湯證

少陰病，得之二三日，心中煩，不得臥，黃連阿膠湯主之。

此病發於陰，熱爲在裏。二三日便見心中煩，是熱傷心液；不得臥，是心火不降也。黃連阿膠湯降心火以滋陰，則心煩自除，而臥寐自寧矣。

黃連阿膠湯 治心煩不得臥，脈數虛數有力者。

黃連（六分）、白芍（錢半，炒）、黃芩（錢半）、阿膠（三錢），三物水煎，去渣，入膠烊盡，內雞子黃一枚，攪令相得，溫服。

此心陽素旺，傷寒後，熱傷心液，心火不降，故二三日便心中煩，不得臥也。需此少陰之瀉心湯，芩、連以直折心火，佐芍藥以收斂神明，非得氣血之屬交合心腎，苦寒之味，安能使水升火降？陰火終不歸，則少陰之熱不除，雞子黃入通於心，滋離宮之火；黑驟皮入通於腎，益坎宮之精，與阿井水相溶成膠，配合作煎，是降火歸原之劑，爲心虛火不降之專方。

豬苓湯證

少陰病，下利六七日，欬而嘔渴，心煩不得眠者，豬苓湯主之。

欬嘔是水氣，煩渴是陰虛，下利至六七日，陰液頓亡，濕熱內擾，故不得眠也。以豬苓湯滋陰利水，俾濕熱降，腎水升，則欬嘔除而下利止，煩渴解而臥寐自寧矣。

豬苓湯 治欬嘔下利而渴，心煩不得眠，脈濡數者。

豬苓（錢半）、澤瀉（錢半）、茯苓（錢半）、滑石（三錢）、阿膠（五錢），水煎四味，去渣，內膠烊盡，溫服。

濕熱傷陰，水體失職，不能上敷下達，故欬嘔下利，煩渴不得眠也。豬苓佐阿膠，理少陰之體；滑石佐茯苓，清少陰之源；澤瀉佐阿膠，培少陰之本。阿膠本氣血之屬，合二苓、澤、石，淡滲膀胱，利少陰之用。重用阿膠，是精不足者補之以味也。以此滋陰利水，使濕熱降、腎水升，則欬嘔下利自除，煩渴不得眠無不並寧矣。

陽明病，若脈浮發熱，渴欲飲水，小便不利者，豬苓湯主之。

渴欲飲水，陽明熱邪在胃也。燥土不化，津液不行，故小便不利而發熱脈浮也。豬苓湯潤燥行水，則熱渴解而小便無不利矣。

〔豬苓湯見前〕

陽明病，汗出而渴者，不可與豬苓湯，以汗多胃中燥，豬苓湯復利其小便故也。

此豬苓湯禁。汗多而渴，是陽明熱邪在胃也，津液外越，大便必燥。豬苓湯雖用阿膠，而利水居其十七，故不可與。

豬膚湯證

少陰病，下利咽痛，胸滿心煩者，豬膚湯主之。

少陰下利，下焦虛也。少陰脈循喉嚨，出絡心，注胸中。咽痛、胸滿、心煩，是腎火不藏，循經上走於竅也。豬為水畜，津液在膚，君其膚以除上焦之虛火，佐白蜜、白粉之甘，瀉心潤肺而和脾。脾為黃婆，交媾水火，俾水升火降，則上熱自除，下利自止矣。

豬膚湯 治咽痛下利，胸滿心煩，脈虛者。

豬膚（一兩）、白蜜（二兩）、白粉（一兩），水煮豬膚糜爛，入白蜜、白粉熬香，和合溫服一兩，徐徐噙嚥。

陰虛氣燥，燥火爍金，不能泌別水道，故下利咽痛、胸滿心煩也。豬為水畜，津液在膚，取以治上焦虛浮之火，和白蜜、白粉之甘，瀉心潤肺而和脾，上滋化源，兼培母氣，使水升火降，則上熱行，虛陽得歸其部，而煩滿咽痛自除，不治利而利自止矣。

甘草湯、桔梗湯二證

少陰病二三日，咽痛者，可與甘草湯。不差者，與桔梗湯。

咽痛，並無下利、胸滿、心煩證，是少陰不虛，邪熱上浮，可與甘草湯緩之。不差，與桔梗湯辛散之。二三日，病熱原微，故製劑亦微也。

甘草湯 治少陰病咽痛，脈緩者。

生草（一兩），水煎濃汁，去渣溫服。

少陰傷寒，遏熱不解，少陰之脈循喉嚨、挾咽，故咽痛。生草一味，甘涼瀉火，以緩其熱，清其膈，使熱緩膈清，則中氣調而外邪自解，咽痛無不退矣。

桔梗湯 治咽痛，服甘草湯不差，脈微數者。

桔梗（錢半）、甘草（錢半），水煎去滓，微涼服。

少陰咽痛，有寒鬱者，有遏熱者，有熱微者，有熱甚者，此以經氣之厚薄，邪氣之淺深爲病也。故服甘草湯，甘以緩之。不差者，配以桔梗之辛，則甘緩其中，辛散其寒，而邪熱自解，咽痛無不瘳矣。

半夏散及湯證

少陰病，咽中痛，半夏散及湯主之。

此咽中痛，是寒閉其竅，病屬少陰，脈必沉細遲微，證必憎寒發嘔，故可用半夏除嘔，桂枝療寒，湯散酌宜。若挾相火，則辛溫切禁矣。

半夏散及湯 治少陰咽痛，欲嘔，脈沉細者。

半夏（錢半）、桂枝（八分）、甘草（八分），水煎去渣溫服。亦可爲散。

少陰傷寒，閉塞竅道，故清陽不舒，咽痛欲嘔也，非辛甘溫洩之品不能破其範圍，當急需桂枝療寒，半夏除嘔，緩以甘草，和以白飲，或爲散，或爲湯，隨病之宜可也。

苦酒湯證

少陰病，嘔而咽中傷，生瘡，不能語，聲不出者，苦酒湯主之。

嘔傷咽嗌，少陰浮火挾痰飲於上也。傷必生瘡，故聲不出，不能語也。苦酒湯斂瘡清音、豁痰定嘔，俾嘔平聲自出，瘡斂語自能矣。

若酒湯 治少陰病咽中傷，聲不出，脈弦濇者。

苦酒（一盃）、雞子（一枚，去黃）、半夏（錢半），苦酒即釅醋，同半夏入雞子白殼內，置刀環，安火上，令微沸，去滓，少少含嚥。

少陰傷寒，挾痰飲而嘔；傷咽嗌，故咽中生瘡，聲不出，不能語焉。當急以半夏豁痰，飲苦酒斂瘡傷，雞子白清潤發音聲。三味相合，半夏減辛烈之猛，苦酒緩收斂之驟，潤以滋其咽喉，不冷泥痰飲於胸膈，則咽痛平而能語出聲矣。

四逆散證

少陰病，四逆，洩利下重，其人或欬，或悸，或小便不利，或腹中痛者，四逆散主之。

洩利下重，陽邪陷於少陰也；四肢厥逆，陽內而陰反外也；欬、悸、腹中痛、小便不利，皆水氣爲患，故以四逆散舉下陷之陽邪，而水氣自散，諸證無不平矣。

四逆散 治洩利下重，四逆脈弦者。

柴胡（半兩）、白芍（兩半，炒）、枳實（八錢，炒）、甘草（兩半），爲散，薤白三枚，煎湯調服三錢。欬加五味、乾薑；

悸加桂枝；小便不利加茯苓；腹中痛倍白芍。

陽邪內陷，氣滯於中，而清濁不分，營陰暗耗，故洩利下重，四肢厥逆也。柴胡升陽，白芍斂陰，枳實洩滯氣，甘草緩中州，令伏邪升散四達，則清陽不復下陷，而厥利無不盡平矣。

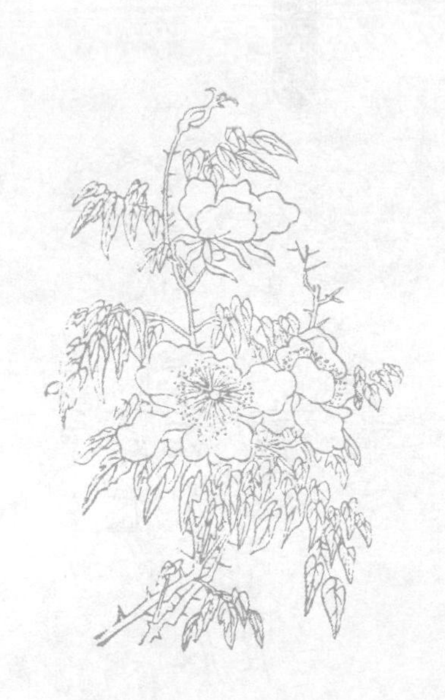

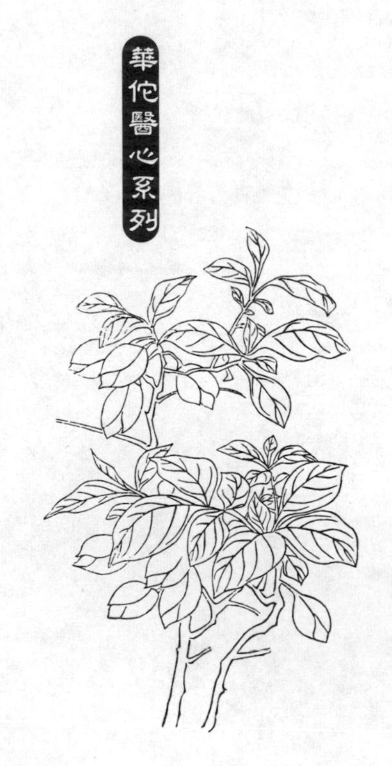

簡明傷寒論新編卷之七

厥陰病提綱

厥陰之爲病，消渴，氣上撞心，心中疼熱，饑而不欲食，食即吐蚘，下之利不止。

兩陰交盡，名曰厥陰，爲陰中之陽。寒傷其經，則相火內鬱，故氣上撞心，心中疼熱也。火能消物，故消渴易饑；肝能剋胃，故饑不欲食。蚘聞食臭，則上入於膈而吐蚘也。病發於陰，而反下之，使氣無止息，而利不止耳。烏梅丸主之，可以除蚘，亦可止利。

〔烏梅丸見蚘厥〕

肝乘脾證

傷寒，腹滿讝語，寸口脈浮而緊，此肝乘脾也，名曰縱，刺期門。

腹滿讝語，似太陰陽明內證；然未經妄汗妄下，而非脈浮而緊，似太陽陽明表脈，然驗證並非可汗，而又非也。此固當以脈辨之。脈法浮而緊，名曰弦，是弦爲肝脈也。諸腹脹大皆屬於熱，肝氣熱則多言，可知腹滿由於肝火，讝語乃肝旺所發耳。肝旺則乘其所勝，直犯脾土，故名縱。刺期門以瀉之，則腹滿可除，而讝語自止矣。左金、枳朮加柴胡、白芍、生地、梔、丹並主之，而腹滿讝語亦無不已。

左金丸 治肝火乘脾，腹滿讝語，脈弦數者。

黃連（六兩）、吳茱（一兩，炒醋泡七次），爲末，粥丸。亦可量減作湯。

肝旺乘脾，不能敷化精微四達，故腹滿；火炎心亂，神明失其主宰，故讝語也。黃連大瀉心火，燥脾濕，吳茱引之，直入厥陰，以平肝除滿，則讝語無不自已。

枳朮丸 治脾虛腹滿，脈弦者。

白朮（兩半，炒）、枳實（八錢，炒），爲末，粥丸。亦可小其製而作湯。

脾虛不化，氣滯於中，不能行其健運之職，以灌四旁，故腹滿也。枳實瀉滯氣，白朮健脾元，俾健運有常，則精微四達，而腹滿無不退。合左金丸爲肝旺乘脾、腹滿讝語之主方。

肝乘肺證

傷寒發汗，嗇嗇惡寒，大渴欲飲水，其腹必滿，此肝乘肺也，名曰橫。刺期門，自汗出，小便利，其病欲解。

發熱惡寒，寒爲在表；渴欲飲水，熱爲在裏；其腹因飲水多而滿，此肝邪挾火剋金，脾精不上歸於肺，故大渴；肺氣不能通調水道，故腹滿，是侮所不勝，寡於畏也，故名橫。刺期門以瀉之，發熱惡寒得自汗而解，腹滿大渴得小便利而津氣自達也。五苓散加青皮、枳實亦無不可。

首條肝乘心，前條肝乘脾，此條肝乘肺，診家須著眼。

〔五苓散見太陽〕

厥陰消渴，欲飲水者，少少與之愈。

水能生木，能制火，厥陰消渴最宜之。

厥陰中風證

厥陰中風，脈微浮，爲欲愈；不浮，爲未愈。

脈微浮，爲風行地上，陰出之陽，故愈。不浮，爲木鬱土中，風淫地下，故未愈。厥陰爲風木之臟，復中於風，變端必有，更甚於他經者，有欲愈脈，失未愈證，惜哉。

烏梅丸證

傷寒，脈微而厥，至七八日，膚冷，其人燥，無暫安時者，此爲臟厥，非蚘厥也。蚘厥者，其人當吐蚘。今病者靜而復時煩，此非臟寒，蚘上入膈，故煩。須臾復止，得食而嘔，又煩者，蚘聞食臭出，其人故吐蚘。吐蚘者，烏梅丸主之，又主久痢。

傷寒，厥冷脈微，至七八日，膚冷，不煩而躁，有陰無陽，爲臟厥不治。蚘厥亦膚冷脈微，外寒內熱，勿遽認爲臟厥勿治，其證顯在吐蚘，而細辨之在煩躁，藏厥純寒躁而不煩，蚘厥挾熱煩而不躁；靜而時煩與躁無暫安迴別。此風木爲病，相火逆攻，猶寒熱相半，故烏梅丸可用連柏，是寒因熱用，不特若以安蚘也。

烏梅丸 治厥冷吐蚘，脈微者。

烏梅（三錢）、細辛（三分）、乾薑（六分）、黃連（六分）、附子（六分）、當歸（錢半）、人參（六分）、黃柏（六分）、蜀椒（六分）、桂枝（二分），十劑爲末，蜜丸。亦可作湯。

厥陰傷寒，相火內鬱，寒熱相摶於中，故吐蚘。蓋蚘生於濕，得風木之化。烏梅之酸，專入厥陰，善收逆氣；黃連之苦，瀉心除煩，兼以安蚘；黃柏之寒，滋腎止渴，更能燥濕；附子以益火歸原也；乾薑、蜀椒，溫中逐濕；細辛、桂枝，散表袪寒；人參、當歸，以調氣血。此治蚘之劑，即厥陰治厥之主方。

當歸四逆湯證

手足厥冷，脈微欲絕者，當歸四逆湯主之。

此厥陰傷寒脈證。雖無外衛之陽，亦未見內寒吐利煩躁諸險證。當歸四逆養營解邪，則厥愈陽回，而脈自復矣。

當歸四逆湯 治厥陰傷寒，手足厥冷，脈細欲絕者。

當歸（三錢）、桂枝（六分）、白芍（錢半，酒炒）、細辛（四分）、甘草（八分）、通草（八分）、大棗（三枚），水煎去渣溫服。

厥陰傷寒，內寄相火，故雖手足厥冷，而厥深熱深，不可遽投薑附也。但用桂枝解外，而以當歸爲君者，厥陰主肝，爲藏血之室，肝若急，甘、棗以緩之；肝欲散，細辛以散之；通草通竅，利一身之關節；芍藥斂陰，防相火之逆上。此厥陰驅寒發表之劑，爲養營平肝之專方。

當歸四逆加吳茱萸生薑湯證

若其人內有久寒者，宜當歸四逆加吳茱萸生薑湯。

久寒不用薑附者，以厥陰受病，必營血大傷，第加吳茱、生薑，則營分受蔭，而寒邪外解，脈道自復，厥無不愈矣。

當歸四逆加吳茱萸生薑湯 治厥陰臟寒，厥冷脈細者。

當歸（三錢）、桂枝（六分）、白芍（錢半，酒炒）、細辛（五分）、甘草（六分）、通草（六分）、生薑（三片）、大棗（六枚）、吳茱（六分，醋泡炒），水煎去渣溫服。

厥陰臟寒，經久必傷營血，外復傷寒，則陽不外敷，故手足厥冷，脈細欲絕也。當歸四逆湯中桂枝得歸、芍，生血於營；細辛同通草，行氣於衛；甘草得大棗，則緩中以調肝，營氣自得，至於手太陰，而脈自不絕。本方能溫表以逐邪，則衛氣能行於四末，而手足自溫耳。其久寒加吳茱溫厥陰之臟，生薑溫幺府之表。此溫內解外之劑，爲厥陰經臟俱寒之專方。

白頭翁湯證

熱利下重者，白頭翁湯主之。

熱利下重，是濕熱穢氣鬱遏廣腸，魄門重滯而難出也。白頭翁湯清徹其邪，則濕熱化而滯氣自調，下重無不自除矣。

白頭翁湯 治熱利下重，脈沉數者。

白頭翁（三錢）、黃連（錢半）、黃柏（錢半）、秦皮（錢半），水煎去滓熱服。

厥陰下利，後重窘迫，是濕熱穢氣鬱遏於陽明也。白頭翁清理血分濕熱，小秦皮佐以平木升陽，協之連柏，清火除濕而止利。此爲清熱除濕之方，乃熱利下重之宣劑也。

下利欲飲水者，以有熱故也，白頭翁湯主之。

渴欲飲水，以有熱在裏，爲熱利也，故主白頭翁湯。

〔白頭翁湯見前〕

下利，脈沉弦者，下重也；脈大者，爲未止；脈微弱數者，爲欲自止，雖發熱不死。

沉爲在裏，弦爲少陽，此膽氣不升，火邪下陷，故下重；大爲陽明，大則病進，故利未止；微弱爲虛，利後數亦爲虛，虛則邪氣將盡，故利欲自止；發熱，是熱自裏發，陰出之陽，故不死。

下利脈數，有微熱，汗出，令自愈。設脈復緊，爲未解。

熱微脈數，表有微邪，裏有蓄熱也。汗出則熱從外洩，令利自愈。設脈復緊，是表不解而熱不得洩，故利未止。

下利，脈數而渴者，令自愈。設不差，必圊膿血，以有熱故也。

下利脈數爲虛，利亡津液則渴，水能製火，則渴利自愈。熱伏不差，必傷血室，故圊膿血也。

下利，寸脈反浮數，尺中自濇者，必圊膿血。

厥陰下利，脈當驗於兩關，今寸脈反浮數，尺中自濇者，自陽邪陷於陰中，故必圊膿血也。

傷寒六七日，不利，復發熱而利，其人汗出不止者，死。有陰無陽故也。

六七日，陰陽自和之際，復發熱而利者，正氣虛脫，可知汗出不止，陽亡而不能衛外也，爲有陰無陽，故死。

熱厥利證

傷寒一二日，至四五日而厥者，必發熱。前熱者後必厥，厥深者熱亦深，厥微者熱亦微。厥應下之，而反發汗者，必口傷爛赤。

傷寒三日，三陽爲盡，四五日而厥者，三陰受邪也。陰經受邪，寒極生熱，故先厥者後必發熱，陰邪未散，厥必復發，厥之久者，鬱熱亦久；厥之輕者，鬱熱亦輕，熱與厥相應。熱鬱三陰，已入於腑者，可下而已。陰不得有汗，而強發之，引火上升，故口傷爛赤也。此是胃熱，而非胃實。厥微者當四逆散，芍藥、枳實以攻裏，柴胡、甘草以和表也；厥深者白虎湯，參、甘、粳米以扶陽；石膏、知母以除熱也。

〔四逆散見少陰〕

〔白虎湯見陽明〕

傷寒，病厥五日，熱亦五日，設六日當復厥，不厥者自愈。厥終不過五日，故知自愈。

熱與厥相應，是陰陽和平，故自愈。厥終即不厥，不過五日，即六日不復厥自愈。

傷寒，厥少熱微，指頭寒，默默不欲飲食，煩躁數日，小便利、色白者，此熱除也，欲得食，其病爲愈。若厥而嘔，胸脇逆滿者，其後必圊膿血也。

身無大熱，手足不冷，但指頭寒，是熱微厥亦微也；默默不欲飲食，是內寒亦微；煩躁是內熱反甚；數日來，小便利、色白，知內熱已除，不煩不躁可知；欲得食，知內寒亦除，不厥不嘔亦可知。若雖熱少厥微，反嘔不能食者，此內寒稍深，胸脇逆滿，此內熱亦深，熱深厥深，熱傷陰絡，故其後必圊膿血。微者，小柴胡和之；深者，大柴胡下之，則熱解而厥亦解矣。

〔小柴胡湯見少陽〕

〔大柴胡湯見少陽〕

傷寒，發熱四日，厥反三日，復熱四日，厥少熱多，其病當愈。四日至七日，熱不除者，其後必圊膿血。

傷寒以陽為主，厥少熱多，是陽長陰消，故其病當愈。至七日，熱若不除，是熱勢大過，必傷陰絡，其後大便膿血，炙甘草湯主之，則熱與厥解，而膿血自除矣。

〔炙甘草湯見脈結代心動悸〕

傷寒，厥四日，熱反三日，復厥五日，其病為進。寒多熱少，陽氣退，故為進也。

熱少厥多，是陽消陰長，其病為進。以熱微而厥反勝，則寒日多而陽日少，不急扶其陽，而陰盛則亡也。宜參附湯品其陽而厥自愈矣。

參附湯 治陽虛陰盛，熱少厥多，脈微者。

人參（三錢）、附子（三錢，炮），水煎去渣溫服。

陽虛陰盛，生氣日消，故熱少厥多，而病為進也。附子補火扶陽以振生氣，人參補氣扶元以通血脈，則熱少厥多者，無不陽回而厥自愈矣。

發癰證

傷寒，始發熱六日，厥反九日而利，凡厥利者，當不能食，今反能食者，恐爲除中。食以蒸餅，不發熱者，知胃氣尙在，必愈。恐暴熱來出而復去之。後三日脈之，其熱續在，脈和者，期之是日夜半愈。所以然者，本發熱六日，厥反九日，復發熱三日，並前六日亦爲九日，與厥相應，故期之是日夜半愈。後三日脈之而脈數，其熱不罷者，此爲熱長有餘，必發癰膿也。

病雖發陽，而陰反勝之，故厥利。此胃陽將乏竭也，當不能食，今反能食，恐爲除中。除中者，中空無陽，求食以救，反見善食之狀。食以蒸餅，不發熱者，是胃陽尙存，尙能化食。原是熱厥熱利，厥深熱深，故九日復能發熱，厥利自止矣。若脈數熱甚，此爲熱氣有餘，熱傷營血，必發癰膿。便膿血，是陽邪下陷於陰竅；發癰膿，是陽邪外結於形耳。

發熱而厥，七日下利，爲難治。

發於陽者，當七日愈。今厥不止而反下利，恐其陽已內亡，故難治。

傷寒，先厥後發熱而利者，必自止，見厥復利。

先厥則後發熱，是寒邪盛而陽氣微，發熱則陽回而厥利自止，見厥則陰邪盛而虛熱外退，其寒內生，故厥利復作也。厥與利相應，則更是陽消陰長之機。

傷寒，先厥後發熱，而下利必自止，而反汗出，咽中痛者，其喉爲痺，發熱無汗而利必自止。若不止，必便膿血。便膿血者，其喉不痺。

此先陰後陽，寒盛生熱之證。熱雖發而厥後而陽氣勝陰，故厥利自止，而不復發熱。熱氣有餘者，又有犯上陷下之不同，下利不當有汗，有汗是陽反上升，故咽中痛，而成喉痺；無汗是陽從中發，熱與厥應，厥利止而寒熱自解矣。若厥止而熱與利不止，則陽邪下陷，必便膿血。下而不止，故咽不痛而喉不痺也。

傷寒發熱，下利至甚，厥不止者，死。厥逆躁者，不得臥者，亦死。

厥利不止，見臟腑之陽氣已絕，故死。躁不得臥，是精神不能內治也。微陽不久留，故亦死。

炙甘草湯證

傷寒，脈結代，心動悸者，炙甘草湯主之。

厥陰傷寒，是寒傷心主，神明不安，故動悸。心不主脈，運行之機不利，失其常度，故結代也。結與代，皆陰脈，傷寒得之，是陽病見陰脈者，死。姑製炙甘草湯，名復脈湯，更欲挽回於萬一。

炙甘草湯 治傷寒心動悸，脈結代者。

生地（五錢）、人參（錢半）、炙草（錢半）、麥冬（三錢，去心）、阿膠（三錢）、麻仁（三錢）、桂枝（六分）、生薑（三片）、大棗（三枚），水煎去渣，入清酒一盃，溫服。

寒傷心主，熱不可得洩而神明失養，故動悸也；以其人心血素虧，不能主脈，故結代也，需此滋陰和陽之劑。生地爲君，麥冬爲臣，炙甘草爲佐，大劑峻補眞陰。反以甘草名方者，取其載藥入心，以充血脈。然寒涼之劑，無以奉發陳蕃秀之機，而寒終不散，故必須參、桂佐麥冬，以通脈散寒，薑、棗佐炙草，以和營達邪，膠、麻佐地黃補血，甘草不使速下，清酒引之上行，且地黃、麥冬得酒力而更優也。麻仁一味，當是棗仁。斯手厥陰心主傷寒也。寒傷心主，相火內鬱，則血液枯涸，而心動悸，脈結代。製炙甘草湯，以開後學滋陰之路。蓋棗仁能養心寧神、益血榮肝，若麻仁第潤腸燥，以通虛閉，豈能入心主，以操養血安神之任乎？此非特傳寫之誤，抑亦古今血氣不同耳。

傷寒，欬逆上氣，其脈散者，死，謂其形損故也。

外寒傷形，內熱傷氣，欬逆不止，乃氣升不降也；脈散不朝，是心肺之氣已絕，形不與氣相保，故死。

陰陽易證

傷寒，陰陽易之爲病，其人身體重，少氣，少腹裏急，小便不利，陰中拘攣，熱上沖胸，頭重不欲舉，眼中生花，膝脛拘急者，燒褌散主之。

此證本非傷寒，而曰傷寒者，原其起病之因也。今因淫情之不禁，而餘邪得以投其隙，移禍於不病之人，頓令一身之精氣形神皆受慾火之爲害，是不病於傷寒，而病於陰陽之爲易，勿得以男女分名也。陰虛而淫邪湊之，故少氣而熱上沖胸；氣少不能運樞，故頭重不欲舉，身體皆重；邪中於陰，故陰中拘攣；衝任脈傷，故少腹裏急；精神散亂，故眼中生花；動搖拘急，故膝脛拘急也；病由於腎毒侵水道，故小便不利。諒非土木金石所能治，仍須陰陽感召之理以製之，斯褌襠之以意相求也。

燒褌散 治陰陽易，脈數者。

褌襠近陰處（剪方燒灰），入煎劑服。小便利，陰頭微腫，即愈。

無病人與傷寒溫疫初痊，不論男女合頓令亦病，是餘邪乘慾火相感也。褌襠者，男女陰陽之衛。衛乎外者，自能清乎內。感於無形者，治之以有形也。形氣相得，小便即利。陰頭微腫，濁陰走下竅，清陽出上竅，則慾火頓平，而諸證自息矣。男服女，女服男，更宜六味地黃合生脈煎湯調下，則奏效始捷耳。

〔地黃湯見諸寒熱證〕

諸寒熱證

病人身大熱，反欲近衣者，熱在外膚，寒在骨髓也；病人身大寒，反不欲近衣者，寒在外膚，熱在骨髓也。

此屬內因，不是外感。身當大熱之時，反欲近衣者，乃皮膚之熱，雖以天時而積漸之，寒實在骨髓也；身當大寒之時，反不欲近衣者，是皮膚之寒，繫天時而積漸之，熱在骨髓也。故遇天令之大寒大熱終不能除，宜以六味，滋腎中眞陰眞陽，而骨髓之積寒積熱無不漸平矣。

六味地黃湯丸 治除虛內熱，脈數虛者。

生地（八兩）、萸肉（四兩，去核）、澤瀉（三兩）、丹皮（三兩）、茯苓（五兩）、山藥（四兩），爲末，蜜丸，亦可作湯。

眞陰內虛，腎水不足，不能制火，而內熱於骨髓焉。生地滋陰壯水，萸肉秘氣濇精，丹皮瀉血中伏火，澤瀉瀉胱胱水邪，山藥清虛熱於脾肺，健脾益陰，茯苓滲濕熱於肺脾，通腎交心。此爲滋腎水，退濕熱，能除骨髓積熱之專方也。

八味丸湯 治水中火虛，脈數細者。

八味丸（即六味丸加熱附子一兩、甜肉桂一兩）。

眞火內虛，腎水亦不能足，無以發育少火，而積寒於骨髓焉。故以八味丸壯水補火，能除骨髓積寒之專方也。亦可作湯，分兩只宜十一耳。

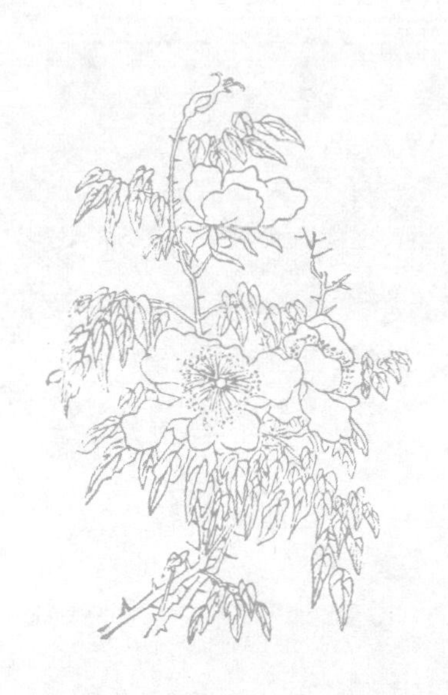

簡明傷寒論新編

華佗醫心

9

WE009

國家圖書館出版品預行編目資料

簡明傷寒論新編 / 徐大椿 著. — 初版.—
臺中市 ： 文興出版, 2007〔民96〕
面； 公分. —(華佗醫心系列：9)
ISBN 978-986-82920-3-1（平裝）
1. 傷寒（中醫）
413.32 96001025

出版者：文興出版事業有限公司
總公司：臺中市西屯區漢口路2段231號
電話：(04)23160278 傳眞：(04)23124123
營業部：臺中市西屯區上安路9號2樓
電話：(04)24521807 傳眞：(04)24513175
E-mail：79989887@lsc.net.tw
發行人：洪心容
總策劃：黃世勳
主編：陳冠婷
作者：徐大椿
執行監製：賀曉帆
版面構成：林士民
封面設計：林士民
印刷：上立紙品印刷股份有限公司
地址：臺中市西屯區永輝路88號
電話：(04)23175495 傳眞：(04)23175496
總經銷：紅螞蟻圖書有限公司
地址：臺北市內湖區舊宗路2段121巷28號4樓
電話：(02)27953656 傳眞：(02)27954100
初版：西元2007年4月
定價：新臺幣160元整
ISBN：978-986-82920-3-1

郵政劃撥
戶名：文興出版事業有限公司 帳號：22539747